国家养老爱心护理工程系列丛书

国家养老爱心护理职业技能培训指定教材

国家爱心护理工程岗位资格培训指定教材

爱心护理院
护士手册

主　　　编　李宝库

副　主　编　张志鑫　台恩普　苏志钢

主要编写人员　谭美青　谢　琼　吴圆圆

　　　　　　　吴　琳　台文君　赵　芳

U0257385

北京大学医学出版社

AIXIN HULIYUAN HUSHI SHOUCE

图书在版编目（CIP）数据

爱心护理院护士手册/李宝库主编 . —北京：

北京大学医学出版社，2014.5

（国家养老爱心护理工程系列丛书）

ISBN 978-7-5659-0831-6

Ⅰ . ①爱… Ⅱ . ①李… Ⅲ . ①护理学-手册

Ⅳ . ①R47－62

中国版本图书馆 CIP 数据核字（2014）第 064698 号

爱心护理院护士手册

主　　编：李宝库

出版发行：北京大学医学出版社（电话：010-82802230）

地　　址：（100191）北京市海淀区学院路 38 号　北京大学医学部院内

网　　址：http：//www. pumpress. com. cn

E － mail：booksale@bjmu. edu. cn

印　　刷：北京画中画印刷有限公司

经　　销：新华书店

责任编辑：靳新强　张立峰　　责任校对：金彤文　责任印制：张京生

开　　本：787mm×1092mm　1/16　印张：13　　字数：291 千字

版　　次：2014 年 5 月第 1 版　2014 年 5 月第 1 次印刷

标准书号：ISBN 978-7-5659-0831-6

定　　价：40.00 元

版权所有，违者必究

（凡属质量问题请与本社发行部联系退换）

国家养老爱心护理工程系列丛书
编审委员会

顾　　问　李立国　窦玉沛　陈传书
主　　编　李宝库
副 主 编　张志鑫　台恩普　苏志钢
编 审 人 员　（以姓氏笔画为序）
　　　　　　邓德金　西彦华　孙钰林　苏桂珠　杨根来
　　　　　　豆雨霞　张慧清　黄　颖　黄长富　曹红玲
　　　　　　韩忠智　谢　琼　谭美青　魏　兵

丛 书 序

阎青春

全国老龄工作委员会办公室副主任、中国老龄协会副会长、

中国老龄事业发展基金会副理事长

"国家爱心护理工程系列丛书"是在实施和推广国家"十一五"规划纲要的实践中总结出来的成功经验，丛书的出版对爱心护理工程和从事失能老人长期照料护理工作的管理人员和专业人员具有现实指导意义，相信一定会为爱心护理工程更加广泛深入地普及与推广注入新的生机和活力，对"爱心护理工程"的深入实施形成更加有力的指导，也一定会为"爱心护理工程"的广泛开展提供有益的借鉴，由此，就会推动"爱心护理工程"再上一个新的台阶，借此机会，我代表全国老龄工作委员会办公室向出版单位表示热烈祝贺！希望"爱心护理工程"有更多的具有指导意义的书籍出版！

随着我国综合国力的增强和人们生活水平的提高，人口老龄化的进程也在不断加快，日益呈现出规模大、增速快、高龄化趋势明显等特点。我国于1999年进入人口老龄化社会，老龄化形势日益严峻。目前，全国的老年人口已经达到1.85亿，占总人口的13.7%，平均每年要增加800多万老年人口，在未来20年间，全国老年人口数将比现在翻一番，老年人口届时将会达到3.5亿，居世界首位，约相当于整个欧洲60岁及以上老年人口的总和，并且还在以年均3%以上的速度递增，几近总人口增长速度的5倍。根据《中国人口老龄化发展趋势百年预测》[1]，2010年老年人口将达1.74亿，占总人口的12.8%（全国第六次人口普查结果显示，60岁以上老年人已达1.77亿），2020年进一步增至2.48亿，占总人口的17.2%，呈加速增长之势。与人口老龄化伴生的高龄化、空巢化趋势愈加明显，失能老人不断增多。目前80岁及以上高龄人口已达1700多万，到2020年将进一步增至3067万。人口老龄化使得家庭和社会对老年人长期照料与护理的责任明显加重，养老事业发展面临的压力也十分沉重。

适应人口老龄化的发展要求，遵循构建和谐社会的内在要求，在广大城乡建立、健全包括生活照顾、文化娱乐、精神慰籍和长期照料护理在内的全方位的社会化养老服务体系迫在眉睫，其中为老年人群中那些最需要专业护理、最困难的失能老人提供照顾护理服务又是最为急需、最为紧迫的事情。加快推进"爱心护理工程"的建设和实施，正是一项顺应民心、合乎民意、关乎民生的好事和善事。中国老龄事业发展基金会率先倡导"爱心护理工程"的善举和积极试点探索的实践，我们应该给予大力的支持和褒奖。

积极推进"爱心护理工程"的建设和实施，对照国际社会通行的5%~7%的机构护养比例，我国在机构照料护理方面存在的巨大差距虽非一朝一夕能够赶上，但是从现在起必须要有一种全新的姿态、全新的思路来一个较大较快的发展，甚至是跳跃性的发展才行。我们既要根据国情和国力，适度加快爱心护理机构建设，也要根据老年人长期

---

[1] 李本公主编. 中国人口老龄化发展趋势百年预测. 北京：华龄出版社，2006.

照料护理事业发展的内在规律，始终坚持社会化、专业化、规范化的发展方向。让全社会的人们都来关心、参与、支持和兴办养老服务机构和设施，形成众人拾柴火焰高的态势。同时对过去公办的养老福利机构大力推进改革、改制和改组，朝着公办（建）民营的方向发展。要培植和发展社会服务团体和民间组织，把第三部门的力量引入到为老服务中来，将为老服务的机构、设施和场所更多地交给他们去经办和管理，真正实现政企分离、政事分离、政资分离、政府和社团分离，使政府真正发挥宏观管理和行政监督的职能，实现为老服务事业管理的规范化和运行机制的市场化，增强养老机构的生机与活力。总结和探索5年来推进"爱心护理工程"的实践经验，感到还必须要加快养老机构服务队伍的专业化建设步伐，通过院校培养、在职教育、岗位训练、职业养成等多种途径，使为老服务的工作人员都养成尊老敬老的职业道德，成为掌握专业社会工作知识和服务技能的专门人才。

在此基础上，有关部门再共同努力把专业社会工作者职业资格认证制度和职称评聘体系建立起来，就一定能够大幅度提升失能老人长期照顾和护理服务事业的专业水平，进而影响和带动整个老龄事业的快速发展。

我们各级老龄工作部门，必须坚持以科学发展观统领老龄事业发展全局，不断加大对"爱心护理工程"的支持和扶植力度，加强对"爱心护理工程"试点实施工作的指导，协调有关部门增加对"爱心护理工程"的投入，加快老年社会福利的政策法规建设，紧密围绕"构建人人共享的和谐社会"的主题，宣传和鼓励全社会进一步弘扬中华民族尊老、敬老、养老、助老的优良传统，调动各方面积极因素，共同着力解决建设中国特色养老服务体系过程中遇到的困难和问题，为不断改善和提高老年人的生命、生活质量，为构建和谐家庭、和谐社区、和谐社会做出更大的贡献。

丛书前言

在"爱心护理工程"实施六周年之际，中国老龄事业发展基金会组织编写和出版这套"国家养老爱心护理工程系列丛书"，这对重温党中央、国务院领导给予老龄事业的亲切关怀，总结经验，规范标准，科学管理，将"爱心护理工程"不断推向健康可持续发展，是一件很有意义的事情。

进入 21 世纪，中国人口老龄化的特点，最突出的就是老龄化速度快，老年人绝对数量增多，人口老龄化地区差别加大。老年人的赡养、"空巢老人"的生活照料，特别是高龄老人的护理等问题，对于中国传统的家庭养老方式提出了严峻的挑战。2005 年 3 月，在全国政协十届三次会议上，我们 46 位全国政协委员根据中国老龄人口发展现状和面临的问题，向大会提交了一项提案。提案建议在政府的扶持下，动员社会力量，在全国大中城市实施"爱心护理工程"，建设医养结合的"爱心护理院"，解决老年人的生活照料、康复医疗和临终关怀服务等实际问题。这一提案引起了国务院领导同志的高度重视，温家宝总理和回良玉副总理等领导同志先后对此事做出重要批示。2006 年，全国人民代表大会通过的"十一五"规划纲要，把"弘扬敬老风尚"，"实施爱心护理工程，加强养老服务、医疗救助、家庭病床等面向老年人的服务设施建设"，列入积极应对人口老龄化的政府工作重点。

"爱心护理工程"是在党和政府的支持下，动员社会力量、筹集社会资金建设老年福利服务机构的德政工程。其宗旨是：帮天下儿女尽孝，替世上父母解难，为党和政府分忧。其具体做法是：统一名称，统一标志，统一理念，统一功能实施，统一服务规范。其运行机制是：政府支持，社会力量兴办，自主经营，自负盈亏。中国老龄事业发展基金会受民政部委托主管的"爱心护理工程"，绝大多数是社会力量即民间力量兴办的，由其下的"爱心护理工程工作委员会"负责。主要任务是：实施宏观管理，进行总体布局、准入审核，政策指导，经费资助，人员培训，交流经验和表彰先进等方面的工作。

"爱心护理工程"集中体现了党和政府的亲民爱民政策和推进社会主义和谐社会建设的战略，国家有关部门在政策上给予了鼓励和优惠。民政部门将"爱心护理工程"项目列入社会福利机构对待。财政部门、税务部门给予捐助单位和个人所得税税前扣除的优惠政策。卫生、人社、建设、国土等部门，也出台了相应的支持政策。

中国老龄事业发展基金会认真贯彻国家"十一五"规划和总理批示精神，及时制定并下发了《"爱心护理工程"试点工作规程》，为给"爱心护理工程"试点单位培养高素质的管理人才和专业护理人员，我们与香港理工大学共同举办了"为老服务管理人员社工培训班"；与原劳动和社会保障部社会保障能力建设中心共同举办了"全国养老护理员师资暨首届爱心护理工程高级管理员培训班"；先后在江苏、江西、山东、大连、四川等地建设了"爱心护理工程人才培养基地"、"爱心护理培训学校"和"爱心护理工程研究发展中心"。受民政部委托，自 2006 年起，我们每年都召开一次全国"爱心护理工程"试点工作会议，使试点工作向规范化、规模化方向快速推进。2008 年，我们还对在此项工作中做出突出贡献的"爱心护理院"院长、护士长和护理员分别授予"敬老功臣杯"、"敬老奉献杯"和"敬老服务杯"，以此树立榜样，激励先进。最近，我们将举行第二次评比表彰活动，一批热心老龄护理事业的先进个人和集体即将涌现出来。

由于天时、地利、人和，这项事业蓬勃发展，显示出强大的生命力。六年来，"爱心护理工程"已由刚启动时的 7 家爱心护理院，发展到现在的"爱心护理工程建设基地"335 家，示范基地 48 家，许多省、市还建立了本省的爱心护理院，覆盖全国 31 个省（自治区、直辖市）的 100 多个大中城市，提供养老床位 10 万张。而且，爱心护理院的规模越来越大，有的占地近千亩，床位突破 1500 张。

"爱心护理工程"之所以发展迅猛，势头强劲。一是定位准确，这项工程既符合社会需求，又满足了广大群众的迫切愿望。二是国家和各级政府的高度重视和在优惠政策等方面的大力支持。三是中华民族的传统美德——孝道宣传教育进一步深入人心。四是采取了市场运作机制的经营方法。经营者都很珍惜自己的经费投入和历史赋予的奉献爱心的机会，工作的积极性和主动性极大提高。

"爱心护理工程"是一项开创性的事业，许多工作都是在第一线的同志们艰苦创业，积极探索，开拓创新，克服种种困难，以辛勤的汗水换来的。他们在实践中摸索和总结出来的经验和成功做法弥足珍贵，其精神可圈可点，令人敬佩。正是基于这种原因，中国老龄事业发展基金会组织了精干的编写人员队伍，对六年来的工作经验和成功做法给予系统的梳理和总结，意在规范管理、科学经营，不断提高为老年人的专业服务水平和质量，将"爱心护理工程"不断推向新的发展阶段。

我再次为提供这套丛书基础资料的第一线的护理院长们、参与这项工作的管理人员、医疗护理人员、部分老年住院朋友表示敬意，对参与编写、出版这套丛书而付出艰辛劳动的编辑同志和工作人员表示感谢！由于时间仓促，其中的缺憾和不足在所难免，望得到大家的批评，以便不断改正，趋于完善。

中国老龄事业发展基金会理事长

李宝库

2012 年 10 月 20 日

4

目　录

第一章　爱心护理院护士职业道德建设基本知识

本章重点概述

护士是患者向疾病作斗争的最得力的助手，是患者心灵上最大的安慰者。疾病的治疗和恢复过程是三分医疗七分护理。尤其是爱心护理院的住院老人们，对护理的需求远远超过了对治疗疾病的需求。立志于爱心护理院护士工作的人们，首先要热爱自己的高尚职业，珍爱自己职业的荣誉，用熟练的技术和热情周到的服务来赢得老人的尊重和依赖。

第一节　道德和职业道德基本知识

一、公民道德建设实施纲要

1. 爱国守法
2. 明礼诚信
3. 团结友善
4. 勤俭自强
5. 敬业奉献

二、社会公德主要规范

1. 文明礼貌，提倡人们互相尊重
2. 助人为乐，发扬社会主义人道主义精神
3. 爱护公物，增强社会主义社会主人翁的责任感
4. 保护环境，强化生态伦理观念
5. 遵纪守法，自觉维护公共秩序

三、职业道德主要规范

1. 爱岗敬业
2. 诚实守信
3. 办事公道
4. 服务群众
5. 奉献社会

四、医疗机构从业人员基本行为规范

1. 以人为本，践行宗旨。坚持救死扶伤、防病治病的宗旨，发扬大医精诚理念和人道主义精神，以病人为中心，全心全意为人民健康服务。

2. 遵纪守法，依法执业。自觉遵守国家法律、法规，遵守医疗卫生行业规章和纪律，严格执行所在医疗机构各项制度规定。

3. 尊重患者，关爱生命。遵守医学伦理道德，尊重患者的知情同意权和隐私权，为患者保守医疗秘密和健康隐私，维护患者合法权益；尊重患者被救治的权利，不因种族、宗教、地域、贫富、地位、残疾、疾病等歧视患者。

4. 优质服务，医患和谐。言语文明，举止端庄，认真践行医疗服务承诺，加强与患者的交流与沟通，积极带头控烟，自觉维护行业形象。

5. 廉洁自律，恪守医德。弘扬高尚医德，严格自律，不索取和非法收受患者财物，不利用执业之便谋取不正当利益；不收受医疗器械、药品、试剂等生产、经营企业或人员以各种名义、形式给予的回扣、提成，不参加其安排、组织或支付费用的营业性娱乐活动；不骗取、套取基本医疗保障资金或为他人骗取、套取提供便利；不违规参与医疗广告宣传和药品、医疗器械促销，不倒卖号源。

6. 严谨求实，精益求精。热爱学习，钻研业务，努力提高专业素养，诚实守信，抵制学术不端行为。

7. 爱岗敬业，团结协作。忠诚职业，尽职尽责，正确处理同行同事间关系，互相尊重，互相配合，和谐共事。

8. 乐于奉献，热心公益。积极参加上级安排的指令性医疗任务和社会公益性的扶贫、义诊、助残、支农、援外等活动，主动开展公众健康教育。

五、护士行为规范

1. 不断更新知识，提高专业技术能力和综合素质，尊重关心爱护患者，保护患者的隐私，注重沟通，体现人文关怀，维护患者的健康权益。

2. 严格落实各项规章制度，正确执行临床护理实践和护理技术规范，全面履行医学照顾、病情观察、协助诊疗、心理支持、健康教育和康复指导等护理职责，为患者提供安全优质的护理服务。

3. 工作严谨、慎独，对执业行为负责。发现患者病情危急，应立即通知医师；在紧急情况下为抢救垂危患者生命，应及时实施必要的紧急救护。

4. 严格执行医嘱，发现医嘱违反法律、法规、规章或者临床诊疗技术规范，应及时与医师沟通或按规定报告。

5. 按照要求及时、准确、完整、规范书写病历，认真管理，不伪造、隐匿或违规涂改、销毁病历。

第二节　护士誓言

一、南丁格尔誓言

余谨以至诚，于上帝及会众面前宣誓：

终身纯洁；

忠贞职守；

尽力提高护理专业标准；

勿为有损之事；

勿取服或故用有害之药；

慎守病人及家属之秘密；

竭诚协助医师之诊治；

务谋病者之福利。

谨誓

二、中国护士誓言

我宣誓：

奉行人道主义精神；

坚守救死扶伤的信念；

履行保存生命、减轻病痛、促进健康的职责。

我宣誓：

遵守护士的职业道德规范；

像南丁格尔那样，

以一颗同情心和责任心对待每一位病人。

我宣誓：

不忘今天的决心和誓言，

热爱专业，

勤勉好学，

忠于职守，

兢兢业业，

接过前辈手中的红烛，

将毕生精力奉献给护理事业。

三、国际护士协会护士职业道德准则

促进健康；预防疾病；

恢复健康；减轻痛苦。

思 考 题

1. 医疗机构从业人员的基本行为规范有哪些?
2. 爱心护理院护士行为规范是什么?
3. 如何成为一名合格的爱心护理院护士?

第二章　爱心护理院护理人员岗位职责和制度

本章重点概述

岗位职责是爱心护理院实施标准化管理的基本制度，它明确了岗位的主要工作内容和基本要求，系统化、规范化、针对性强的岗位职责是爱心护理院实施标准化管理的基础和前提。本章根据卫生行政机关的相关要求，阐述了爱心护理院的各级护士职责及各项护理工作制度，以供参考。

第一节　爱心护理院护理人员岗位职责

一、各级人员岗位职责

（一）护理部主任岗位职责

1. 在院长领导下负责全面护理工作及院内感染控制工作，拟订全院护理工作计划，经院长及分管院长审批后实施，并检查护理工作质量，按期总结汇报。

2. 负责拟订和组织修改全院护理常规，并严格督促执行，检查指导各科室做好基础护理和执行分级护理制度。

3. 深入科室，对抢救危重病人的护理工作进行技术指导。

4. 负责拟订在职护士培训计划及落实措施，组织全院护理人员的业务技术训练，定期进行业务技术考核。

5. 掌握全院护理人员工作、思想、学习情况，负责院内护理人员的调配，并向院长提出护理人员升、调、奖、惩的意见，对护理人员发生的差错事故与各科室共同研究处理。

6. 审查各科室提出的有关护理用品的申报计划和使用情况。

7. 提请总务科安排护士生活上的有关问题。

8. 检查、指导门诊、急诊、病房、手术室、供应室管理，使之逐步达到制度化、常规化、规范化。

9. 主持召开全院护士长和护理骨干会议，分析护理工作情况，并定期组织护士长、骨干相互检查、学习和交流经验，不断提高护理质量。

10. 组织领导全院护理科研工作及护理新技术的推行。

11. 完成院领导临时交办的其他工作。

（二）总护士长岗位职责

1. 在护理部主任领导和科主任的业务指导下，根据护理部对全院护理工作的总目标、质量标准、工作计划，结合本科情况制订本人岗位目标及辖区护理工作计划，并组织实施。

2. 对辖区护士长工作计划、工作程序、岗位职责、护理质量进行现场控制，对护士长管理的业务水平给予指导与提升。

3. 深入辖区病房参加晨会交接班，组织、协调、指导、检查危重病人的护理工作，解决疑难、复杂的护理问题。

4. 每周组织一次辖区多科室的护理查房、护理业务学习、护理缺陷分析等活动，并开展护理会诊业务。

5. 随辖区科主任查房，以便了解护理工作中存在的问题，并加强医护关系。

6. 加强护士服务意识、服务理念的转变，注重护士综合素质的培养。对新开展的护理技术、护理业务，要亲临现场进行指导。

7. 每月一次对辖区护理质量进行检查、分析，提出改进措施和奖罚办法，并及时反馈。

8. 负责辖区的临床教学计划的制订、实施及评价反馈。

9. 组织拟订本科护理科研计划，督促检查计划的执行情况，每年辖区有1～2项院级以上科研项目，定期组织辖区学术交流、讲座及其他护理信息交流。

10. 有计划、有目标地实施辖区护理人员的轮转计划、临时性人员的协调。

11. 定期向护理部汇报科室护理工作情况。

12. 关心管辖病房护理人员思想、工作、学习、生活的情况，对护理人员晋升、调整、轮转、奖惩提出意见。

（三）病区护士长岗位职责

1. 负责本科室各种护理工作制度、专科疾病护理常规、医德医风教育条例的健全，并定期组织学习、实施、检查和考核，对本科护理工作负有全面责任。

2. 本科室工作安排合理有序，各种物品、药品及贵重仪器由专人管理。

3. 有本科室工作年计划、季安排、月重点，有小结，认真填写护士长手册。

4. 加强本科室的病房管理和基础护理，使病人安全、舒适。

5. 定期进行晨会业务提问，每周1～2次，并记录。定期组织护理业务查房，及时审阅护理病历、护理记录等，提出修改意见，并有记录。

6. 对护士业务学习计划作具体安排，并定期组织考试。

7. 组织开展临床护理科研，年初有计划，年终有论文。

8. 安排、指导临床教学工作，有教学计划，定期考试、考核，检查教学质量。

9. 落实护理部对护士素质、服务态度、服务质量要求，使本科护士做到：仪表整洁大方，讲话和气耐心，服务热情周到。

10. 做好各种数据、信息记录，并及时上报护理部。

11. 每月组织一次工休座谈会，及时调查护理人员服务质量，对提出的问题及时处理，并有记录。

12. 协调医护、养老护理员和护患各种关系，加强本科室工作人员团结，调动本科护士积极性，并与有关科室做好协调工作。

13. 工作标准：工作高效、认真负责，严格履行岗位职责，保证临床各项日常工作质量达到护理制度规定的标准，并不断提高护理水平，满足病人的需要。

（四）护士长工作职责

1. 工作要有计划，要明确工作任务和领导要求，掌握所管病房的人力、物力、设备条件等全面情况，做到心中有数，并根据轻重缓急有计划、有步骤地进行工作，加强工作的计划性，工作中分清轻重缓急，周密计划，讲究实效，充分体现协调性和目标一致的原则。

2. 积极主动，以身作则，充分发挥自己的技能和潜力。护士长要主动提高素质修养方面的水平，不能因为自己是护士长，就不屑费心去做具体的事情，不能只动嘴指挥，平时要注意自己的言行，要求下属做到的，自己应首先要做到，避免引起护士的反感而导致今后指挥失灵。要用自己高尚的品格对护理人员起潜移默化的影响，要以身作则，处处起表率作用。护士长在管理工作中要虚心求教，善于接受同道和第一线护士工作中的建议和意见，并且积极地落实在自己不断改良的管理工作之中，要把自己的主要精力放在病房的科学管理、护理业务质量控制、护理人员的培训和提高上。

3. 激励护士团队，以积极向上的精神共同完成护理工作目标。护士长要在工作中最大限度地调动护士的积极性，充分挖掘其内在潜力，营造护士职业心态的良好氛围，必须学会应用激励艺术。护士长应尽可能让护士对病区、集体有极大的认同感和归属感，使他们感到自己是主人，从而激发其工作干劲和热情，使之为完成工作任务和目标竭尽全力。对个别家庭有困难或学习有困难者，应适当关怀照顾，协助调节好工作、学习和生活的问题。

4. 护士长不应把排班当做行使权力的手段，而应把它作为合理安排护士工作、学习和生活的时间表。排班时在不影响工作的前提下，护士长应尽可能照顾护士在生活和学习等方面的需求，以免失却安排的合理性以至影响护士的工作热情。护士长必须在重视个体需要的基础上，把各种激励方法综合运用到不同的管理阶段，其目的都是为了激发人的积极性，实现最佳效果。一个好的护士长除了发现问题、解决问题、预防问题之外，更重要的是对护士的优点要懂得激发和应用。

5. 遇突发事件有良好的控制能力，能随时调度工作以适应抢救业务的需要等。遇突发事件时护士长应不计较本位及个人得失，积极承担应负的责任和任务。

6. 护士长应坚持不懈学习和更新知识，做到学以致用，始终能积极地反应和理解院领导和科室业务的进展，永不落伍。作为一名护士长，应该是全科技术尖子，如此才能胜任危重病人的抢救和各种技术难题的处理。要避免护士长因为自身专业技能方面存有问题而导致工作陷入困境以及作为管理者的形象不良。

（五）临床护士职责

1. 参加晨会，听取夜班报告和参加危重病人床边交班。

2. 进行晨间护理、危重病人的口腔及皮肤护理、各种管道护理、饮食护理及心理护理。

3. 巡视病房，严格观察病情变化，了解治疗反应，如发现异常，须立即通知医师，做好应急抢救并进行详细记录。

4. 负责病人术前准备及术后护理工作。

5. 按规定测量并记录病人体温、脉搏、呼吸及血压，记录液体出入量。

6. 执行医嘱中的临床护理部分，指导养老护理员的工作。

7. 督促病人遵守作息时间和有关制度，宣传卫生知识，保持病房的清洁、肃静。

8. 负责接待新入院病人，做好入院宣传教育和健康教育及出院病人的出院指导。

9. 指导家属或探视人员遵守陪护探视制度。

10. 及时完成护理记录。

11. 认真和小夜班护士做好交接班工作。

（六）主班护士工作职责

1. 参加晨会。听取夜班医护人员早交班，阅读交班报告本，核对病人一览表人数、床号，整理核对留言板。

2. 参加床头交接班。病人情况及科室安全管理交接。每日四次床头交接班，了解各班工作情况及病人情况，对新入、急、危重病人掌握"八知道"：床号、姓名、诊断、病情、治疗、饮食、护理、心理。

3. 负责急救物品管理检查。保持毒麻药、急救物品完好、呈备用状态。做到"四定"（定位置、定数量、定期检查、定人管理）。检查毒麻药使用情况、氧气、吸痰机、心电图机、电源插座、监护仪、除颤仪、抢救车及各种急救用包、管等。

4. 负责处理当日医嘱。通知治疗班、责任班护士及时执行医嘱。根据医嘱联系相关科室：检验科、放射科、功能科、药房、会诊科室，保证新入、急、危重病人及特殊情况及时优先执行。准备医嘱执行所需各种物品。补抄欠费病人各种治疗单。

5. 负责跟进医嘱执行情况。检查治疗班、责护班、总务班医嘱执行进度。协助责任护士解决疑难护理问题。与值班医生良好沟通，确保医嘱及时、正确执行。

6. 负责核对当日长期、临时医嘱。与治疗班护士共同负责核对当日医嘱。

7. 负责书写交班报告。巡视病房，将病区总体情况、特殊情况向晚夜班医护人员交班。

8. 负责办公室接待工作。安排入院床位，通知管床医护人员及工友。出院病人发放出院带药、带物、出院病历，并核对签名。接待病人或家属咨询、会诊医生等。接听电话。保持护士站整洁卫生。

9. 参加危重病人抢救工作。协助输液续接瓶工作。

10. 协助护士长做好科室管理工作。护士长不在时代理护士长处理日常工作，对下级护理人员业务指导。负责科室部分护理质控工作。

（七）责任护士工作职责

1. 晨间护理、向病人问好，病室开窗通风，关空调和照明灯，请陪客保持病房整洁、安静，符合质控要求。

2. 参加晨会交班。认真听取夜班报告，分管病人床头交班，阅读本组重危病人、夜间入院病人、手术病人等病人护理记录。

3. 负责本组病人的治疗和各项护理工作，保持病人"三短"、"六洁"，经常巡视病房与病人沟通，做好健康宣教、发宣教资料，出院指导。仔细观察病情变化和心理状态，发现问题及时报告和处理。

4. 热情接待新病人，做好环境介绍，入院宣教。按护理程序进行评估，观察并记录。根据病情进行阶段性、针对性的疾病宣教。

5．做好手术病人的术前宣教、术后护理。对下午手术病人做好术前准备（通知禁食、皮试、灌肠、备皮及准备术前用药等）。

6．办理病人出院、转科、转院的有关手续，护送病人到电梯口，发放本组一日清单，做好欠费病人的催款工作、电话回访。

7．参加本组病人医师查房、阅读医生的病程记录、手术记录，参加病案讨论。

8．核对查房医嘱。电脑输入医嘱及记账，核对当天长期和临时医嘱的执行处理情况，电脑查阅病人的检查报告和急诊化验结果，及时报告经管医生，核对口服药。

9．根据病情与护理级别，书写护理记录，与前夜班交班。

10．按要求测 T、P、R、BP、HR、血糖，并正确绘图、记录。

11．配合护士长做好病区管理工作。

（八）监护室治疗班护士职责

1．负责输液药品的准备和静脉营养液的配制。

2．负责护理用品的清洁、消毒和准备。

3．负责监护室仪器设备的清洁、保养和维护。

4．负责液体请领、补充和管理。

5．负责无菌物品的检查、清点、消毒和请领。

6．负责治疗室管理，保持环境清洁整齐，各种物品定点放置。

7．负责各种消毒液的配制和浓度监测。

（九）治疗班护士职责

1．按时交接班，清点治疗用药、急救车及急救物品。

2．负责配置病区消毒液，污染物分类放置工作。

3．负责科室的各种物品和治疗室物品的请领、核对、保管，保证临床治疗需要。

4．配置病人治疗用的各种注射药，并做到三查七对一注意，保证护理安全。三查：各种治疗前一中一后各查对一次；七对：床号、姓名、药名、剂量、浓度、时间、用法等，注意用药后反应。

5．负责抢救药品、医疗仪器的保养，抢救药品的管理及各种无菌药品的对换消毒。

6．为夜班准备常备药品和临时用药。

7．请领科室一次性物品并负责保管。

8．核对检查治疗室药品、无菌物品的有效期。

（十）中班护士岗位职责

1．负责物品清点交接。清点、补充、更换冰箱常备药、无菌包、体温计、抢救物品、仪器等，发现问题及时向护士长汇报，负责与供应室更换领取物品。

2．负责床头交接班。参加晨会交班。全科病人床头交接，新、急、危重病人重点交接，掌握"八知道"。特殊情况包括：输液、特殊检查、特殊治疗、时间性治疗、护理、新病人等做好记录防错漏。病房安全管理交接。

3．协助治疗班工作。协助全科输液配制、核对工作。（具体要求见治疗班职责）

4．负责全科挂输液瓶。及时巡视病房，做好液体的续接工作。

5. 负责执行临时性医嘱。

6. 负责全科时间性"四测"并制图。测 10Am、2Pm 体温，留 6Pm 体温名单。

7. 负责每日消毒液的配制、测试、更换。负责更换体温计消毒液，将浸泡的止血带、网套、输液牌等用物冲洗、晾干备用，并在消毒登记本上登记。

8. 负责特殊治疗室、换药室、门诊小手术室的空气消毒。每周二、五更换消毒酒精瓶。

9. 协助责护班、主班护士工作。协助新入、手术、急、危重病人的处理。负责备血、取血，护送危重病人外出检查。

10. 负责执行中午 11：30～14：00 全科各项治疗、护理工作。注意巡视、观察病情及输液情况，发现异常及时报告值班医生。

（十一）夜班护士职责

1. 按时交接班，对危重病人进行床头交接。

2. 对科室的物品、药品、毒麻药物进行清点核对。

3. 了解病人的病情变化，执行夜间的治疗护理工作。保证病人的睡眠及安全。

4. 严格执行医嘱，及时完成新入院病人的治疗及护理。

5. 保证各种记录、表格绘制、统计工作准确无误，及时。

6. 负责各种标本的核对采集工作。

7. 负责本科治疗室、护士站、更衣室的清洁消毒工作。

8. 随时做好抢救准备工作。

（十二）大夜班护士职责

1. 认真做好交接班工作，巡视病房，危重病人床头交接，清点用物。

2. 核对全日医嘱，做好特殊检查及手术前准备工作。

3. 按时测体温、脉搏、呼吸、血压，按常规做好治疗、注射及给药。

4. 定时巡视病人，观察病情变化及睡眠情况，做好住院病人的安全管理工作。进行必要的护理。

5. 收集标本，总结 24 小时液体出入量，记录危重病人生命体征及护理情况。

6. 认真书写交班报告及护理记录。

7. 做好危重病人口腔护理，协助喂饭，检查病人进食情况。

8. 负责办公室、治疗室、换药室的清洁卫生工作。

9. 每月 20 日按时做空气培养。

（十三）小夜班护士职责

1. 认真交接班，巡视病房，危重病人床头交接，清点用物。

2. 按分级护理要求，定期巡视病房，严格观察病房，严密观察病情变化，必要时及时通知医师并做好记录。

3. 按时测量体温、脉搏、呼吸、血压，按常规做好注射、治疗、发药工作。

4. 核对医嘱，做好特殊检查及手术前准备工作。

5. 督促探视者离开病房，按时熄灯，观察病人睡眠情况，做好住院病人的安全管理工作。

6. 整理病房环境，保持卫生，消毒治疗室、换药室。

7. 写交班报告，认真完成护理记录，记录危重病人病情及出入量，为大夜班做好准备工作，认真做好交接班工作。

（十四）早晚帮班护士职责

1. 协助小夜班护士做好病人睡前常规护理工作。

2. 巡视病房，观察病情，督促探视者按时离开病房，安排病人就寝。

3. 准备次晨特殊检查用物，做好术前准备工作，如禁食、灌肠、洗胃等。

4. 早晨协助大夜班护士给危重病人洗脸、口腔护理、喂饭等工作，观察病情，了解睡眠情况。

5. 参加早会，按排班情况，协助临床护士做好晨间护理、皮肤护理、治疗工作。

（十五）实习护士职责

1. 在护士长领导下和责任护士指导下进行工作。

2. 认真执行各项规章制度和技术操作规程；正确执行医嘱，准确及时地完成各项护理工作；做好查对及交接班工作，防止差错、事故的发生。

3. 做好基础护理和生活护理；经常巡视病房，密切观察与记录危重病人的病情变化，发现异常及时报告。

4. 协助责任护士做好危重病人的抢救工作及各种抢救物品和药品的准备和保管工作。

5. 协助医师进行各种诊疗工作，负责采取各种检验标本。

6. 参加护理教学和科研，指导护理员和卫生员的工作。

7. 定期组织病人学习，宣传卫生知识和住院规则，经常征求病人意见，做好说服解释工作和采取改进措施。在病人出院前做好宣教工作。

8. 在护士长领导下，维护病房秩序，做好病房管理和消毒隔离工作。

二、内科护理常规

1. 病人入院后，根据病情由值班护士指定床位；危重病人安排在重症观察室，并及时通知医生。

2. 病室保持清洁、整齐、安静、舒适、空气新鲜、光线充足、室温恒定。

3. 危重、进行特殊检查和治疗的病人要绝对卧床休息，根据病情需要采取平卧位、半坐卧位、坐位、头低脚高位、膝胸卧位等。病情轻者可适当活动。

4. 新入院病人，立即测血压、心率、脉搏、体温、呼吸、体重；病情稳定病人每日下午测体温、脉搏、呼吸各一次；体温超过 37.5℃或病情危重者，每 4～6 小时测一次体温；高温或体温波动较大者，随时测量。

5. 严密观察病人生命体征，如血压、呼吸、瞳孔、神志、心率等变化及其他临床表现。同时还要注意观察分泌物、排泄物、治疗效果及药物的不良反应等。发现异常，立即通知医生。

6. 饮食按医嘱执行，向病人宣传饮食在治疗疾病、恢复健康过程中的重要作用。在执行治疗膳食原则的前提下，帮助病人选择可口的食物，鼓励病人按需要进食。重危病人采取喂食或鼻饲。

7. 及时准确地执行医嘱。

8. 入院 24 小时内留取大、小便标本，并做好其他标本的采集并及时送检。

9. 认真执行交接班制度，做到书面交班和床头交班相结合，交班内容简明扼要，语句通顺并应用医学术语，字迹端正。

10. 按病情要求做好生活护理、基础护理及各类专科护理。

11. 对于长期卧床、消瘦、脱水、营养不良以及昏迷病人应当做好皮肤护理，防止压疮的发生。

12. 根据病情需要，准确记录出入量。

13. 根据病人特点准备好抢救物品，如：氧气、张口器、心电图机、电除颤器、静脉穿刺针、呼吸兴奋药、抗心率失常药、强心药、升压药等。

14. 了解病人心理需求，给予心理支持，做好耐心细致的解释工作，严格执行保护性医疗制度，向病人宣传精神因素在治疗疾病、恢复健康过程中的重要性，帮助老年人克服不良情绪影响，引导病人以乐观主义精神对待病情，以更好地配合治疗，早日恢复健康。

三、爱心护理基本要求

（一）基本内容

床单位、头发、口腔、会阴、皮肤、各种导管、出入院护理等

（二）基本标准

老年人清洁、舒适、安全；病房整齐、美观、安静。

（三）基本要求

1. 三短　头发短；胡须短；指（趾）甲短。

2. 五干净　五官干净；头发干净；手足干净；会阴、肛门干净；皮肤干净。

3. 三无　无压疮；无坠床；无差错事故。

4. 四及时　及时巡视病房；及时观察病人；及时报告病情；及时抢救处理。

5. 三保持　保持床单位整洁；保持老年人体位舒适；保持各种导管通畅。

6. 六措施　一般护理措施；特殊护理措施；心理安抚措施；家属沟通措施；急救备用措施；安全防范措施。

7. 十知道　房号、床号、姓名、性别、年龄、病情、饮食、排泄、护理、治疗。

第二节　爱心护理院护理人员工作制度

一、护理工作制度

（一）分级护理制度

分级护理是指病人在住院期间，医护人员根据病人病情和生活自理能力，确定并实施不同级别的护理。分级护理分为四个级别：特级护理、一级护理、二级护理和三级

护理。

特级护理

【分级标准】

1. 病情危重，随时可能发生病情变化需要进行抢救的病人。

2. 重症监护病人。

3. 各种病情复杂或大手术后的病人。

4. 严重创伤或大面积烧伤的病人。

5. 使用呼吸机辅助呼吸，并需要严密监护病情的病人。

6. 实施连续性肾替代治疗（CRRT），并需要严密监护生命体征的病人。

7. 其他有生命危险，需要严密监护生命体征的病人。

【护理标准】

1. 严密观察病人病情变化，监测生命体征。

2. 根据医嘱，正确实施治疗、给药措施。

3. 根据医嘱，准确测量出入量。

4. 根据病人病情，正确实施基础护理和专科护理：每天整理床单位；对非禁食病人协助进食/水；根据病人需求进行面部清洁和梳头、口腔护理、床上使用便器、更衣、洗头等；实施安全措施，进行气道护理及管路护理等。

5. 保持病人的舒适和功能体位：协助病人翻身及有效咳嗽、床上移动、做好压疮预防及护理。

6. 实施床旁交接班。

一级护理

【分级标准】

1. 病情趋向稳定的重症病人。

2. 手术后或治疗期间需要严格卧床的病人。

3. 生活完全不能自理且病情不稳定的病人。

4. 生活部分自理，病情随时可能发生变化的病人。

【护理标准】

1. 每小时巡视病人，观察病人病情变化。

2. 根据病人病情，测量生命体征。

3. 根据医嘱，正确实施治疗、给药措施。

4. 根据病人病情，正确实施基础护理和专科护理：每天整理床单位；对非禁食病人协助进食/水；根据病人需求进行面部清洁和梳头、口腔护理；协助床上使用便器、更衣、洗头等；实施安全措施，进行气道护理及管路护理等。

5. 提供护理相关的健康指导。

二级护理

【分级标准】

1. 病情稳定，仍需卧床的病人。

2. 生活部分自理的病人。

【护理标准】

1. 每 2 小时巡视患者，观察病人病情变化。

2. 根据病人病情，测量生命体征。

3. 根据医嘱，正确实施治疗、给药措施。

4. 根据病人病情，正确实施护理措施和安全措施：整理床单位；根据自理情况协助面部清洁和梳头、会阴护理、足部清洁、翻身及有效咳嗽、压疮预防及护理等。

5. 提供护理相关的健康指导。

三级护理

【分级标准】

1. 生活完全自理且病情稳定的病人。

2. 生活完全自理且处于康复期的病人。

【护理标准】

1. 每 3 小时巡视病人，观察病人病情变化。

2. 根据病人病情，测量生命体征；整理床单位；做好病人安全管理。

3. 根据医嘱，正确实施治疗、给药措施。

4. 提供护理相关的健康指导。

附：基础护理学基本知识

1. 基础护理学的概念

基础护理学是护理学范畴中一个重要组成部分，是护理人员必须掌握的基本理论及基础技能，是各专科护理的基础，也是护理专业的一门必修课。

2. 基础护理学的内容

（1）基本理论。

（2）基本知识。

（3）基本技能。

3. 基础护理学的六个方面

（1）病人的生活护理；

（2）诊疗护理技术；

（3）病情的观察；

（4）危重病人的抢救；

（5）预防保健；

（6）消毒隔离。

4. 以病人为中心，做好基础护理

基础护理是以病人为中心，针对复杂的致病因素和疾病本身的特异性，导致的病人在生理功能、机体代谢、形体和心理状态等方面的异常变化，采取相应的科学护理对策，帮助或指导病人解除由于这些变化而带来的痛苦和不适应，使之处于协调、适应的最佳身心状态，促进病人恢复健康。具体内容如下：

（1）了解机体生理、心理信息，监测体温、脉搏、呼吸、血压等生命体征的变化。

（2）维持患者身体的清洁、舒适，排除物理、化学、生物等有害因子对机体的侵袭，保证治疗、护理安全。

（3）调配合理营养及膳食。

（4）改善机体的循环和代谢，及时妥善地处理机体的排泄物。

（5）保持重症病人合理、舒适的卧位，适时更换体位，预防发生压疮。

（6）改善病人的休息环境和条件，促进其睡眠。

（7）进行心理疏导，使之保持良好的精神和心理状态。

（8）指导功能锻炼，防止发生并发症，促进功能的恢复。

（9）协助执行治疗方案，配合医疗诊治工作，以娴熟的护理技术，解除病人疾苦。

（10）观察了解病情变化的信息和治疗效果，及时有效地配合急救处置。

（11）负责病区、病人管理，创造清洁、美观、安静、舒适、方便、有序的休养环境。

（二）护理查房制度

1. 护理业务查房

参照医师三级查房制度，上级护士对下级护士护理患者的情况进行的护理查房。

（1）护理查房主要对象：新收危重病人、手术患者、住院期间病人发生病情变化或口头/书面通知病重/病危、特殊检查治疗病人、压疮评分超过标准的病人，院外带入Ⅱ期以上压疮、院内发生压疮、诊断未明确或护理效果不佳的病人，潜在安全意外事件（如跌倒、坠床、走失、自杀等）高危患者等。

（2）护理查房的目的：

1）解决临床护理工作中的问题，不断提升专科护理内涵和质量，提高护士的专业能力，保持护理工作的连续性。

2）通过护理查房建立临床护士教育训练的长效机制，让护士学习、运用临床专科知识和技术。

3）护理查房也是一个建立临床护士分层级管理机制，形成传帮带的管理过程。

（3）具体方法和步骤

1）科（区）护士长、护理组长或专科护士每天在一个相对固定的时间组织对上述病人进行查房。

2）初级责任护士对分管病人的护理措施及实施效果向护士长或上级护士汇报。

3）上级护士根据病人的情况和护理问题提出护理措施的建议或指示，由下级护士将其中的客观情况记录在"护理记录单"中，并注明"护士长查房"、"高级责任护士××查房"等。并根据上级护士查房时的要求实施护理。

4）对于查房工作中出现的疑难护理问题或护理新知识和新技术，可以再组织专题的学习讨论。

5）查房过程中，根据病情和专科护理工作需要，由高级责任护士向其他专科或医院专科护理小组提出护理会诊的要求。

6）查房后上级护士的要求可以书写在"护嘱执行单"上，班班落实。

7）护理部主任应定期参加护理查房，并对科室的护理工作提出指导性意见。

2．护理行政查房

护理行政查房在护理行政管理人员之间开展，可由护理部主任、科护士长组织。

（1）行政查房的目的：提高护士长的行政管理能力，改善护理工作管理质量。

（2）行政查房内容：

1）对照《护理工作管理规范》的目标、任务和要求，组织落实。

2）抓好"病房护理管理模式"的调整，护理部主任和科护士长要持续地跟进临床护士分层级管理、连续性排班和责任制的全人护理模式的实施。

3）依法执业。

4）运用五常法督促护士站、治疗室、急救柜（车）、药柜（麻醉药柜）、无菌物品储存柜等的规范管理。

5）病区环境的管理。

6）核心工作制度的落实情况。

7）护士的岗位培训和专业能力培养。

8）临床护理质量的持续改进。

（3）行政查房的方法和步骤：

1）护理部主任行政查房：由护理部主任主持，科护士长、护理部干事参加，每周一次，有专题内容，重点检查有关护理管理工作质量、岗位责任制、规章制度执行情况，服务态度及护理工作计划贯彻执行及护理教学情况。

2）护理部主任定期到病区或门、急诊检查科护士长、区护士长岗位职责落实情况。

3）科护士长行政查房：由科护士长主持，各病区护士长参加，每月一次，有重点地交叉检查本科各病区护理管理工作质量、服务态度、护理工作计划贯彻执行及护理教学情况。

3．护理教学查房

（1）临床护理技能查房：观摩有经验的护士技术操作示范、规范基础或专科的护理操作规程、临床应用操作技能的技巧等，通过演示、录像、现场操作等形式，不同层次的护士均可成为教师角色，参加的人员为护士和护生。优质护理病例展示和健康教育的实施方法等，达到教学示范和传、帮、带的作用。

（2）典型护理案例查房：由病区的高级责任护士以上人员或带教老师组织的护理教学活动。选择典型病例，提出查房的目的和达到的教学目标。运用护理程序的方法，通过收集资料、确定护理问题、制订护理计划、实施护理措施、反馈护理。

（三）交接班制度

1．值班护士应严格遵照护理管理制度，服从护士长安排，坚守工作岗位，履行职责，保证各项治疗护理工作准确及时地进行。接班者提前15分钟到科室，阅读交班报告，交接物品。

2．交早班时，由夜班护士报告病情，全体人员应严肃认真地听取夜班交班报告。之后由护士长带领日、夜班护士共同巡视病房，床边交接病情及病房管理情况，要求做到三清：交班本上要写清、口头要讲清、病人床头要看清。

3．值班者必须在交班前完成本班的各项记录及本班的各项工作，处理好用过的物品，为接班者做好物品的准备，如各类一次性耗材等，以便于接班者的工作。遇有特殊情况，必须做详细交待，与接班者共同做好工作方可离去。

4. 交班内容包括

（1）病人总数、出入院、转科、转院、死亡人数，以及新入院、危重病人、抢救病人等一些特殊情况；有行为异常、自杀倾向、易跌伤的病人的病情变化及心理状态等。

（2）医嘱执行情况，危重护理记录，各种检查标本采集及各种处置完成情况，对尚未完成的工作，应向接班者交待清楚。

（3）查看昏迷、瘫痪、消瘦、危重病人有无压疮，以及基础护理完成情况，各种导管固定和通畅情况。

（4）贵重、毒、麻、精神药品及抢救药品、器械、仪器的数量、技术状态等，并签全名。

（5）交接班者共同巡视检查病房是否达到清洁、整齐、安静的要求及各项工作的落实情况。

（6）病房应建立日夜交班本和医院用品点交本，交班报告（护理记录）书写要求字迹整齐、清晰、重点突出；护理记录内容客观、真实、及时、准确、全面、简明扼要、有连贯性，运用医学术语；进修护士或实习护士书写护理记录时，由带教护士负责用红笔修改并签名。

（7）交班中如发现病情、治疗、器械、物品交待不清，应立即查问；接班时如发现问题，应由交班者负责；接班后如因交班不清，发生差错事故或物品遗失，应由接班者负责。

（8）交接班者应做到八个不交不接：

1）本班工作未完成不交不接；

2）输血、输液不通畅不交不接；

3）各种引流不通畅不交不接；

4）医疗器械及药品账物不符不交不接；

5）抢救物品不全不交不接；

6）医嘱未查对不交不接；

7）危重老年人床褥不平整、不干燥不交不接；

8）治疗室、办公室不整洁不交不接。

（四）护理缺陷、差错、事故报告登记制度

1. 在护理活动中必须严格遵守医疗卫生管理法律，行政法规，部门规章和诊疗护理规范、常规，遵守护理服务职业道德。

2. 各护理单元有防范处理护理缺陷、纠纷的预案，预防缺陷、事故的发生。

3. 各护理单元应建立护理缺陷登记本，及时据实登记病区的护理缺陷。

4. 发生护理缺陷、事件后，要及时上报，积极采取挽救或抢救措施，尽量减少或消除由于缺陷、事故造成的不良后果。

5. 发生缺陷、事故后，有关的记录、标本、化验结果及造成缺陷、事故的药品、器械均应妥善保管，不得擅自涂改、销毁。

6. 发生护理缺陷后的报告时间：凡发生缺陷，当事人应立即报告值班医师、科护士长、区护士长和科领导。由病区护士长当日报科护士长，科护士长报护理部，并交书面报表。

7. 应认真填写护理缺陷报告表，由本人登记发生缺陷的经过、原因、后果，及本人对缺陷的认识。护士长应对缺陷及时调查研究，组织科内讨论，护士长将讨论结果呈交科护士长，科护士长要将处理意见连同报表 1 周内报送护理部。

8. 对发生的护理缺陷，组织护理缺陷鉴定委员会对事件进行讨论，提交处理意见；缺陷造成不良影响时，应做好有关善后工作。

9. 发生缺陷后，护士长对缺陷发生的原因、影响因素及管理等各个环节应做认真的分析，及时制订改进措施，并且跟踪改进措施落实情况，定期对病区的护理安全情况分析研讨，对工作中的薄弱环节制订相关的防范措施。

10. 发生护理缺陷、事故的科室或个人，如不按规定报告，有意隐瞒，事后经领导或他人发现，须按情节严重给予处理。

11. 护理事故的管理按《医疗事故处理条例》参照执行。

（五）输血、输液反应的处理报告制度

1. 输液反应的处理报告制度

当输液病人可疑或发生输液反应时，应及时报告当值医师，积极配合对症治疗，如寒战者给予保暖，高热者给予冰敷，必要时吸氧，并按医嘱给予药物处理，同时做好下列工作：

（1）立即停止输液，启用新的输液器，改用静脉滴注生理盐水维持静脉通路，并通知值班医生。

（2）配合值班医师，对症治疗、抢救。

（3）留取标本及抽血培养。

（4）检查液体质量，输液瓶是否有裂缝，瓶盖是否有松脱；记下药液、输液器及使用的注射器的名称、剂量、厂家、批号，用消毒巾、胶袋把输液瓶（袋）连输液器包好放冰箱保存，与药剂科、检验科联系，填写药物不良反应报告单。药品由药剂科转交相关部门检查，输液器等用具应由检验科细菌室做相关的细菌学检验。

（5）上述各项均应填写输液反应报告表，24 小时内上报护理部，并做好护理记录及交班工作。

（6）准确记录病情变化及处理措施。

2. 输血反应的报告处理制度

输血过程中应先慢后快，再根据病情和年龄调整输注速度，并严密观察受血者有无输血不良反应，如出现异常情况应及时处理。

（1）减慢或停止输血，用新的输液管静脉滴注生理盐水维持静脉通道。

（2）立即通知值班医师和输血科值班人员，报告医务处、护理部，及时检查、治疗和抢救，并查找原因，做好记录。

（3）疑为溶血性或细菌污染性输血反应，应立即停止输血，启用新的滴管静脉滴注生理盐水维持静脉通路，及时报告上级医师，在积极治疗抢救的同时，做以下核对检查：

1）核对用血申请单、血袋标签、交叉配血试验记录。

2）尽早检测血常规、尿常规及尿血红蛋白，如怀疑细菌污染，除上述处理外，应做血液细菌培养。

3）将血袋连输血管包好送血库做细菌学检验。

4）准确做好护理记录。

（六）抢救工作制度

1. 定期对护理人员进行急救知识的培训，提高抢救意识和急救水平，抢救病人时做到人员到位，行动敏捷，有条不紊，分秒必争。

2. 抢救时要做到明确分工，密切配合，听从指挥，坚守岗位。

3. 一切急救用品实行"五固定"制度（定数量品种、定点放置、定专人管理、定期消毒灭菌、定期检查维修），各类仪器要保证性能良好。抢救物品不得外借，以保证应急使用。

4. 每日核对一次物品，班班交接，做到账物相符。药品、器械用后均需及时清理、消毒，消耗部分应及时补充，放回原处，以备再用。

5. 无菌物品需注明失效日期，超过一周应重新灭菌。

6. 参加抢救人员必须熟练掌握各种急救技术和抢救常规，以确保抢救的顺利进行。

7. 抢救危重老年人应按照病情严重程度和复杂性决定抢救工作的组织和实施：

（1）一般抢救由科室医师和当班护士负责。

（2）危重病人抢救应由该科室主任和护士长组织和指挥。并呈报医务科或分管院长。医护密切配合，护士以高度责任心和同情心，熟练正确进行治疗和护理，严密观察病情变化，做好各项护理记录。

8. 抢救工作中遇到有诊断、治疗、技术操作等方面的困难时，及时请示上级医师；上级医师要随叫随到，并迅速参加抢救工作。

9. 严格交接班和查对制度，在抢救病人的过程中，正确执行医嘱，口头医嘱要准确、清楚，尤其是药名、剂量、用法和时间等，护士执行前要复述一遍，确认无误后再执行，保留急救药物的空瓶，输血的空袋保留 24 小时以备事后查对，并及时记录护理记录单，来不及记录的于抢救结束后 6 小时内据实补记，并加以说明。

10. 检查总结：应由主管护士或护士长于抢救后组织总结。内容如下：病人到院后处理是否及时、准确，组织是否得力，医护配合如何，抢救中有无经验教训等。

（七）投诉处理制度

1. 凡是医疗护理工作中，因服务态度、服务质量及自身原因或技术而发生的护理工作缺陷，引起的病人或家属不满，并以书面或口头方式反映到护理部或有关部门转回护理部的意见，均为护理投诉。

2. 护理部设专人接待护理投诉，认真倾听投诉者意见，使病人有机会陈诉自己的观点，耐心安抚投诉者，并做好投诉记录。

3. 接待投诉人员要做到耐心细致，认真做好解释说明工作，避免引发新的冲突。

4. 护理部设有护理投诉专项记录本，记录投诉事件的发生原因、分析和处理经过及整改措施。

5. 护理部接到护理投诉后，及时反馈，并调查核实，告知有关部门的护士长。科内应认真分析事发原因，总结经验，接受教训，提出整改措施。

6. 投诉经核实后，护理部可根据事件情节严重程度，给予当事人相应的处理。

7. 护理部每月在全院护士长会上进行总结、分析，并制订相应措施。

（八）护理纠纷、事故处理程序

严格执行国务院令第 351 号《医疗事故处理条例》的规定。

1. 发生纠纷或事故后，护理人员应积极参与抢救与护理。同时，及时向科主任、护士长汇报，争取在科内协调解决，无效情况下向医务处、护理部汇报。

2. 医疗纠纷或事故处理途径

（1）院内调解。

（2）无效时，医患双方均有权申请医疗事故技术鉴定机构进行医疗鉴定。

（3）司法诉讼。

（4）紧急封存病历程序：

1）病人家属提出申请后，护士应及时向科主任、护士长汇报，同时向医务处、护理院相关部门汇报。若发生在节假日或夜间，直接通知院医疗、护理值班人员。

2）在各种证件齐全的情况下，由医院专职管理人员（病案室人员）、医疗值班员、老年人家属双方在场的情况下封存病历（可封存复印件）。

3）特殊情况时需要由医务人员将原始病历送至病案室，护理人员不可直接将病历交与病人或家属。

（5）封存病历前护士应完善的工作：

1）完善护理记录，要求护理记录完整、准确、及时；护理记录内容全面，与医疗记录一致，如病人死亡时间、病情变化时间、疾病诊断，以及病人治疗护理中的一切原始资料。

2）检查体温单、医嘱单记录是否完整，包括医生的口头医嘱是否及时记录。

3）病历封存后，由医务处指定专职人员保管。

（6）可复印病历资料：

1）门（急）诊病历和住院病历中的入院记录、体温单、医嘱单、化验单（检查报告）。

2）医学影像检查资料、特殊检查（治疗）同意书、手术同意书、手术及麻醉记录单、病历报告、护理记录、出院记录。

（九）消毒隔离制度

1. 护士上班要衣帽整齐，下班、就餐、外出应脱去工作衣。

2. 就诊、换药、处置工作前均应洗手，必要时用消毒液泡手，无菌操作时严格遵守无菌操作技术规程。

3. 病室内保持清洁整齐，定时开窗通风，每日用含氯制剂擦拭消毒桌、椅、柜、门窗、玻璃、墙壁、墙角、通道、配餐室、病室及各办公室。

4. 对转院（科）、出院、死亡老年人用过的衣物、被服、房间都应进行终末消毒。

5. 贯彻执行一床、一桌一巾一擦拭，抹布用后清洗消毒备用。老年人被服每周更换一次，换下的脏衣服放在指定的地点，不要在病区内清点脏被服。各室拖把分开，并有明显的标记，用后放在通风处。

6. 治疗室、换药室做到无菌物品和非无菌物品、污染物品分开放置，室内每天清洁一次，紫外线照射消毒半小时，并有记录。紫外线灯管使用不得超过 4000 小时，并定期检测定其强度。每月空气培养一次。进行换药时必须戴口罩、帽子。

7. 无菌器械、容器、敷料罐每周更换灭菌，持物钳每 4 小时更换一次，酒精棉球罐每日更换灭菌。一般物品灭菌后保存不得超过一周。凡士林纱布每周消毒两次。

8. 有严重感染和强烈传染性的老年人，应安置在单人病室，病室事先消毒。对有铜绿假单胞菌感染、破伤风、气性坏疽、产气荚膜杆菌和肝炎病毒感染的老年人进行隔离，污染的敷料应收集在塑料袋内，进行焚烧处理。被服、器械应先用含氯制剂消毒，然后送洗衣房和供应室分别洗涤和消毒。

9. 患消化道传染病、肝炎的老年人进行床边隔离。老年人的粪便倒入便池后用含氯制剂刷洗消毒便池。对传染病老年人严加管理，指定活动范围，不能互相串门和外出，严格控制探视，养老院护士接触病员要穿隔离衣、洗手。

10. 病室内各种用具的消毒处理

（1）体温计用后先用水冲洗干净后，用含氯制剂浸泡半小时，然后用冷开水冲洗后擦干备用。

（2）餐具洗净后蒸汽消毒 15 分钟。

（3）面盆、脚盆洗净后泡于含氯制剂中半小时然后冲洗备用。

（4）胃管、氧气管、吸痰管、肛管洗净后煮沸或高压灭菌。面罩、橡胶导管、雾化导管、湿化瓶用后浸泡于含氯制剂中半小时。

（5）一次性氧气管每日更换一次，一次性引流管、袋每周更换二次。凡用过的一次性医疗用品用完后先行破坏，集中于供应室消毒后统一处理。

（6）严格贯彻一人一针一筒一碗（换药）一消毒，推广使用一次性医疗器械，防止医源性感染。

（十）医疗废物分类管理制度

1. 临床科室医务人员要严格按照《医疗废物管理条例》《医疗机构医疗废物管理办法》及有关配套文件的规定执行医疗废物管理。

2. 护士长负责本科室医务人员有关医疗废物管理知识的培训、指导、监督和管理。

3. 护士长要加强对本科室医疗废物的管理，防止发生医疗废物泄漏、丢失、买卖事件。

4. 在进行医疗废物分类收集中，医务人员要加强自我防护，防止职业暴露。

5. 临床科室要对从事医疗废物分类、收集的人员提供必要的职业防护措施。

6. 医疗废物包装袋（箱）颜色为黄色，生活垃圾包装袋为黑色。

7. 盛装医疗废物前，应当对医疗废物包装袋（箱）进行认真检查，确保无破损、渗漏。少量药物性废物可以混入感染性废物，但应当在标签上注明。

8. 盛装医疗废物的每个包装袋（箱）外表面有警示标识。盛装的医疗废物达到包装物或者容器的3/4时，由临床科卫生员采用有效的封口方式进行封口，确保封口的紧实、严密，然后在每个包装袋（箱）上粘贴有警示标识、不同类别医疗废物的中文标签，填写中文标签的内容：科室、交接班日期、医疗废物类别、经手人签名。

9. 包装袋（箱）的外表面被感染性废物污染时，应当对被污染处进行消毒处理或者增加一层包装袋。

10. 隔离的传染病病人或者疑似传染病病人产生的医疗废物应当使用双层包装物，并及时密封。

11. 科室的医疗废物暂时存放点有分类收集方法的示意图或者文字说明。

12、每天医疗废物交接完毕后，科室工作人员对医疗废物暂存地进行清洁和消毒。

13、科室工作人员按照规定时间与卫生班接收人员履行医疗废物交接、称重手续，并登记、签名。

附录一：标准预防的概念与措施

【概念】

标准预防是将普遍预防和体内物质隔离的许多特点进行综合，认定病人血液、体液、分泌物、排泄物均具有传染性，需进行隔离，不论是否有明显的血迹污染或是否接触非完整的皮肤与黏膜，接触上述物质者必须采取防护措施。根据传播途径采取空气、飞沫、空气隔离，是预防医院感染成功而有效的措施

1. 隔离对象　将所有病人血液、体液、分泌物、排泄物视为有传染性，需要隔离。

2. 防护　实施双向防护，防止疾病双向传播。

3. 隔离措施　根据传播途径建立接触、空气、飞沫隔离措施。其重点是洗手和洗手的时机。

【措施】

1. 洗手　接触血液、体液、排泄物、分泌物后可能污染时，脱手套后，要洗手或使用快速手消毒剂洗手。

2. 手套　当接触血液、体液、排泄物、分泌物及破损的皮肤、黏膜时应戴手套；手套可以防止医务人员把自身手上的病原微生物转移给病人的可能性；手套可以预防医务人员变成传染微生物时的媒介，即防止医务人员将从病人或环境中污染的病原在人群中传播。在两个病人之间一定要更换手套；手套不能代替洗手。

3. 面罩、护目镜和口罩　戴口罩及护目镜可以减少病人的体液、血液、分泌物等液体的传染性物质飞溅到医护人员的眼睛、口腔及鼻腔黏膜。

4. 隔离衣　穿隔离衣为防止被传染性的血液、分泌物、渗出物、飞溅的水和大量的传染性材料污染时才使用。脱去隔离衣后应立即洗手，以避免污染其他病人和环境。

5. 可重复使用的设备

（1）可重复用的医疗用品和医疗设备，在用于下一病人时根据需要进行消毒或灭菌处理。处理被血液、体液、分泌物、排泄物污染的仪器设备时，要防止工作人员皮肤和黏膜暴露，工作服的污染，以致将病原微生物传播给病人和污染环境。

（2）需重复使用的利器，应放在防刺的容器内，以便运输、处理和防止刺伤。

（3）一次性使用的利器，如针头等放置在防刺、防渗漏的容器内进行无害化处理。

6. 物体表面、环境、衣物与餐饮具的消毒

（1）对医院普通病房的环境、物体表面，包括床栏、床边、床头桌、椅、门把手等经常接触的物体表面定期清洁，遇污染时随时消毒。

（2）在处理和运输被血液、体液、分泌物、排泄物污染的被服、衣物时，要防止医务人员皮肤暴露、污染工作服和环境。

（3）可重复使用的餐饮具应清洗、消毒后再使用，对隔离病人尽可能使用一次性餐饮具。

（4）重复用的衣服置于专用袋中，运输至指定地点进行清洗、消毒，并防止运输过程中的污染。

7. 急救场所出现患者需要复苏的情况时，尽可能用简易呼吸囊（复苏袋）或其他通气装置，以代替口对口人工呼吸方法。

8. 医疗废物应按照国家颁布的《医疗废物管理条例》及其相关法律、法规进行无害化处理。

【接触隔离】

接触传播指通过接触而传播的疾病，接触传播是医院感染主要而常见的传播途径，一般包括直接传播和间接传播。对确诊或可疑感染了接触传播病原微生物，如肠道感染、多重耐药菌感染、皮肤感染等的病人，在进行标准预防的基础上，还应采用接触传播隔离预防。

1. 病人的隔离

（1）病人安置在单人隔离房间，无条件时可将同种病原体感染的病人安置于一室。

（2）限制病人的活动范围。

（3）减少转运，如必须转运时，应尽量减少对其他病人和环境表面的污染。

2. 防护隔离

（1）进入隔离病室接触病人，包括接触病人的血液、体液、分泌物、排泄物等物质时，应戴手套。

（2）离开隔离病室前，接触污染物品后摘除手套，洗手和（或）手消毒。

（3）进入病室，从事可能污染工作服的操作时，应穿隔离衣；离开病室前，脱下隔离衣，按要求悬挂，或使用一次性隔离衣，用后按医疗废物管理要求进行处置。

（4）隔离室应有隔离标志，并限制人员的出入。

【空气隔离】

空气传播是指病原微生物经由悬浮在空气中的微粒（粒径<5μm）气溶胶传播的方式，这种微粒能在空气中悬移较长时间，并可随气流漂移到较远处，所以可造成多人感染，甚至导致医院感染暴发流行。因此，病人所处的环境需要屏蔽，可使用单人房间、专门的空气处理系统和通风设备防止空气传播。医务人员和进入该环境的人员应使用呼吸道保护装置。如果病人确诊或可疑感染了经空气传播的疾病，如结核病、流行性脑脊髓膜炎、腮腺炎、水痘、麻疹、肺鼠疫、肺出血热等，在标准预防的基础上还要采用空气传播的隔离预防，要采用以下隔离措施：

1．病人的隔离

（1）病人应单间安置，加强通风，并注意风向。

（2）无条件时，相同病原微生物感染病人可同住一室。

（3）尽快转送至有条件收治的传染病院或卫生行政部门指定的医院进行收治，并注意转运过程中医务人员的防护；当病人病情容许时，应戴医用防护口罩。

（4）限制传染病患者的活动范围。

（5）做好空气的消毒。

2．防护隔离

（1）医务人员进入确诊或可疑传染病患者的房间时，应戴帽子、医用防护口罩。

（2）进行可能产生喷溅的诊疗操作时，应穿隔离衣。

（3）接触病人及其血液、体液、分泌物、排泄物等物质时必须戴手套。

【飞沫隔离】

飞沫传播是指飞沫经较大的气溶胶微粒（粒径＞5μm）而传播的疾病。在空气中悬浮的时间不长，喷射的距离1米左右。如果病人确诊或可疑感染了经飞沫传播的疾病，如百日咳、白喉、病毒性腮腺炎、脑膜炎等疾病，在标准预防的基础上还应采用飞沫传播隔离预防。

1．病人的隔离

（1）可疑传染病患者安置在单人隔离病房；无条件时相同病原体感染的病人可同室安置；不同病原体感染的病人应分开安置。

（2）减少病人的活动范围，减少转运，当必须转运时，医务人员应注意防护，病人病情允许时应佩戴医用防护口罩。

（3）病人之间、病人与探视者之间相隔空间在1米以上，加强通风，空气不需特殊的处理。

2．防护隔离

（1）与病人近距离（1米以内）接触，需佩戴帽子和医用防护口罩。

（2）进行可能产生喷溅的诊疗操作时，应穿隔离衣。当接触病人及其血液、体液、分泌物、排泄物等物质时必须戴手套。

附录二：无菌技术操作原则

【概念】

无菌技术是指在执行医疗护理操作过程中，防止微生物侵入机体，避免污染无菌物品及无菌区域的操作方法。

【操作原则】

1．环境清洁　进行无菌技术操作前30分钟，停止清扫地面及更换床单等工作，避免人群流动，减少人员走动，以防止室内空气中尘埃飞扬。治疗室每日紫外线照射消毒一次。

2．人员整洁　进行无菌操作时，工作人员衣帽整齐。洗手，戴好帽子、口罩，修剪指甲。

3. 物品保管　无菌物品与非无菌物品应分别放置，标志明显。无菌物品必须存放于无菌包或无菌容器内，储存于离地高于 20cm，离顶 50cm，离墙 5cm 处，以减少污染。

4. 物品储存　无菌包应注明名称、消毒灭菌日期，按灭菌日期先后顺序排放，有效期一周为宜，无菌物品一经使用、过期或潮湿，应重新进行灭菌处理后方可使用。

5. 取无菌物品　操作者面向无菌区，身距无菌区 20cm，用无菌持物钳（镊）夹取无菌物品，手臂保持在腰部或治疗台面以上水平。不可触及无菌物品或跨越无菌区域，无菌物品取出后，不可过久暴露，若未使用，也不可放回无菌包或无菌容器内。疑有污染，不得使用。未经消毒的物品不可触及无菌物或跨越无菌区。

6. 保持无菌　进行无菌操作时，不可面对无菌区讲话、咳嗽、打喷嚏。如无菌物品疑有污染或已被污染，应更换或重新灭菌。

7. 一物一人　一套无菌物品，仅供一位患者使用，以免发生交叉感染。

【目的】

取用、放置、保存无菌物品符合无菌操作原则，保证无菌物品和无菌区域不被污染。防止病原微生物侵入或传播给他人。

【基本操作】

1. 用品　治疗盘内置：无菌持物钳、浸泡容器、无菌治疗巾、无菌储槽、无菌液体、无菌纱布罐、无菌棉签、无菌手套包、治疗盘、消毒液、纸、笔、纱布、启瓶器、弯盘。

2. 实施

（1）检查无菌治疗巾的有效日期，解开系带并缠好，按顺序逐层打开。

（2）用无菌持物钳夹取一块无菌治疗巾放入治疗盘内。

（3）使用无菌持物钳时保持钳端向下，不可倒举向上，用后立即放回。

（4）取放无菌持物钳时，钳端应闭合，不可触及容器液面以上部分。

（5）未用完的无菌治疗巾，应按原折折好系带，注明开包日期与时间。有效期为 24 小时。

（6）找到治疗巾最外侧边缘，打开铺成半铺半盖。

（7）上层半幅反折三折到对面，开口处向外，露出无菌区。

（8）打开无菌储槽，用持物钳夹取一个弯盘，再夹取一块纱布放进弯盘内，放回持物钳。

（9）将上层无菌巾盖好，边缘对齐，并将开口处向上反折两次，两侧边缘向下反折一次，注明铺盘日期与时间，有效期为 4 小时。

（10）用纱布擦去无菌液体上的尘土，仔细检查核对溶液后，撬去铝盖，两手拇指将瓶盖边缘向上翻起松动。

（11）用无菌持物钳在无菌储槽内夹取无菌治疗碗，应托其底部，手不能触及其内侧及边缘放下。示指和中指套住皮塞拉出，手不能触及瓶口及盖的内面。

（12）手握瓶签，先倒出少许溶液冲洗瓶口（倒入弯盘内），再由原处将溶液倒入治疗碗内。

（13）如有剩余液体，常规消毒瓶塞后翻下。

（14）注明开瓶日期与时间，有效期为 24 小时。

（15）检查无菌手套外面的号码及有效日期，解开系带并打开无菌手套包。

（16）检查手套放置的位置无误后，取滑石粉涂擦在两手掌和手背之间，剩余的不再放回手套包内。

（17）一手掀起口袋开口处，另一手捏住手套翻折部分（手套内面），取出手套对准五指戴好。

（18）未戴手套的手掀起另一开口处，用已戴好手套的手，插入另一手套的翻边内面，手套外面，对准五指戴好。

（19）将手套的反折边套在工作服袖上，检查手套有无破损、漏洞，擦去手套上的滑石粉。

（20）操作完毕，用清水洗净手套上的污物和血渍，脱去手套，第一只脱去外侧面，第二只脱去内侧面。

（21）分类整理用物，洗手后放回保留物品。

【注意事项】

1. 使用无菌持物钳时保持钳端向下，不可倒举向上，用后立即放回。取放无菌持物钳时，钳端应闭合，不可触及容器液面以上部分。如用无菌持物钳取远物时，应连同镊子筒移至无菌物品旁使用。

2. 不能在无菌容器上方翻转容器盖，防止污染容器内物品。

3. 无菌物品一经取出，即使未用，也不可再放回。

4. 打开无菌包内，手不能触及无菌巾的内侧面，不可跨越无菌区。

5. 倒溶液时，勿使瓶口接触容器口边缘。

6. 戴手套时不可强拉，最后将两手套反折面套在工作衣袖外面。

二、护理查对制度

（一）医嘱查对制度

1. 开医嘱、处方或进行治疗时，应查对患者姓名、性别、床号、住院号。

2. 执行医嘱时要严格执行"三查七对一注意"：

（1）三查：服药、注射、输液，执行前、中、后均要查对。

（2）七对：对床号、姓名、药名、剂量、时间、浓度、用法。

（3）一注意：注意用药后反应。

3. 清点药品时和使用药品前，要检查质量、标签、失效期和批号，如不符合要求不得使用。

4. 给药前，注意询问有无过敏史；使用毒、麻药时要反复核对；静脉给药前，要检查液体有无异物，有无变质，瓶口有无松动、裂缝；一次配制多种药物时要注意配伍禁忌。

5. 医嘱查对执行

（1）护士每日总查对全日医嘱一次，护士长每周查对 1~2 次。

（2）有疑问的医嘱，必须向医生问清后方可执行。

（3）整理医嘱后必须两人核对，确认无误后签名。

（4）查对医嘱时必须注意力集中，核对每一个执行单，执行医嘱的护士执行后先自行查对一遍。

（5）抢救老年人时，医生下达的口头医嘱，执行时必须复诵一遍，待医生确认无误后方可执行，保留用过的安瓿，经两人核对后再弃去。

（6）医嘱经两人核对后，均要签全名。

（二）输血查对制度

1. 采血时按病历查对化验单和输血申请三联单，查医嘱、姓名、床号、住院号、血型，严禁同时采集两个病人的血标本。

2. 取血时应检查血袋有无破损，血液的颜色、性质有无异常。

3. 输血前，须经两人查对（三查十对）并签名，无误后，方可输入。输血过程中严密观察病情变化，并及时处理。

4. 三查十对内容：

（1）三查：血液的有效期，血液的质量，输血装置是否完好。

（2）十对：受血者姓名、床号、住院号、血型、交配试验结果、供血者姓名、编号、血液种类、血量、核对采血日期。

（三）饮食查对制度

1. 每日查对医嘱后，以饮食单为依据，核对病人床前饮食标识，核对床号、姓名、饮食种类，并向病人宣传膳食治疗的临床意义。

2. 发放饮食前，查对饮食单与饮食种类是否相符。

3. 开餐前在病人床头再查对一次。

4. 对禁食病人，应在饮食和床尾设醒目标识，并告知病人或家属禁食的原因和时限。

5. 因病情限制食物的病人，其家属送来的食物，须经医护人员检查后方可食用。

三、护理文书书写制度

（一）护理文书书写要求

1. 病历应当使用蓝黑墨水、碳素墨水书写，需复写的资料可用蓝色或黑色油墨的圆珠笔书写。

2. 病历书写内容应客观、真实、准确、及时、完整、重点突出，层次分明；表达准确、语句简练、通顺；书写工整、清楚；标点符号正确；书写不超过格线；在书写过程中，若出现错字、错句，应在错字、错句上用双横线表示，不得采用刀刮、胶黏、涂黑、剪贴的等方法抹去原来的字迹。

3. 病历的书写应当使用中文和医学术语。

4. 各项记录应注明年、月、日，急诊、抢救等记录应注明至时、分，采用 24 小时制和国际记录方式。如 2002 年 8 月 8 日下午 3 点 8 分，可写成 2002－08－08，15：08（月、日、时、分为单位数时，应在数字前加 0）。

5. 各种表格必须按项认真填写，每项记录字、行之间不得留有空格，无内容者划"—"。每张记录用纸均须完整填写眉栏及页码。

6. 各项记录书写结束时应在右下角签全名，字迹应清楚易认。规范使用汉字，简化字、异体字按《新华字典》为准，不得自行杜撰。

7. 病历由责任护士填写，各项内容必须由责任护士亲自通过交谈和检查取得资料，不应抄袭医师的病历内容（实验室及特殊检查项目除外），但可与医生共同询问病史。

8. 病历应在病人入院后 24 小时内完成，由护士长审阅，作必要的修改和补充，并签名。修改和签名一律用红笔。

9. 护理问题要确切，必须是属于护理范畴、用护理手段能予解决的健康问题，防止把医疗诊断或护理措施作为护理问题。护理问题应分清主次，按顺序排列，急需解决的问题列于最前。

10. 抢救危重老年人未能及时记录的，应在抢救结束后 6 小时内据实补记，并注明抢救完成的时间和补记时间。

11. 实习护士、试用期护士书写的护理记录，应经注册护士审阅、修改，并签名，并注明修改日期。进修护士由接受进修的医院，根据其胜任专业工作的实际情况，认定后书写护理记录。

（二）体温单填写要求

1. 眉栏各项（姓名、科别、床号、住院号）均用蓝笔填写。

2. 用蓝笔填写"日期"栏，每一个页第一日应写年、月、日（如 2012－03－03），其余 6 天只写日。如在 6 天中遇到新的月份或年度开始时，则应填写月、日或年、月、日。

3. 用蓝笔填写"住院日数"，入院日起为"1"，连续写至出院。

4. 入院、转入、出院、死亡时间用红笔纵行在 40～42℃ 间相应时间格内填写，时间应使用 24 小时制，一律用中文书写。转入时间由转入病区填写，如"转入××科二十时三十分"。

5. 新入院病人每天测量体温、脉搏两次（6：00—14：00），连续三天；体温在 39℃（口腔温度）及以上者，每 4 小时测量一次；体温在 38.9～38℃者，每日测量 4 次；体温在 37.9～37.5℃者，每日测量 3 次（6：00—14：00—18：00）至正常。一般患者每天 14：00 测体温、脉搏一次。

6. 体温曲线的绘制

（1）病人体温突然上升或下降应予复试，复试符合，在原体温上方用蓝笔以一小写英文字母"V"表示核实。

（2）病人如拒测或因外出进行诊疗活动，以及请假等原因未测体温，在 34～35℃ 之间用蓝笔纵写"拒测"、"外出"、"请假"，前后两次体温断开不连接。

（3）病人离院请假应经医师书面同意并签字，假条存入病历，一般不得请假。

7. 下栏各项均用蓝笔填写

（1）摄入液量：按护理常规或医嘱将 24 小时总摄入液量填入体温单摄入液量栏内。

（2）排出量：按护理常规或医嘱将 24 小时总出量填入体温单排出量栏内。如为导尿尿量，用（ml/C）表示。

（3）大便次数：每 24 小时填写一次，记录前一天 14：00 至当天 14：00 时的大便次数。如无大便用"0"表示；如灌肠 1 次后大便的次数，应于次数下加短横线写 E，如"0/E"，表示灌肠一次后无大便，3/2E 表示灌肠 2 次后大便 3 次；大便失禁或人工肛门则用"※"表示。

（4）血压：病人新入院当天由医师测量，填写于体温单血压栏内。

（5）体重：以 kg 计数填入；病人入院时应测体重一次，住院期间根据病情需要，按医嘱测量记录；暂不能被测者，在体重栏注明"卧床"。

8. 皮试：根据需要将所作皮试结果记录在相应栏内，用红笔写"（阳性）"；用蓝笔写"（阴性）"；不用"（＋）"、"（—）"表示。

（三）医嘱和医嘱单填写要求

1. 医嘱内容应当准确、清楚，每项医嘱只包含一个内容，并注明下达时间，具体到分钟。

2. 一般情况下，医师不得下达口头医嘱。因抢救危急病人需要下达口头医嘱时，护士应当复诵一遍。抢救结束后，医师应当即时据实补记医嘱。

3. 临时医嘱：临时医嘱有效时间在 24 小时以内。指定执行者临时医嘱，应严格在指定时间内执行。临时备用医嘱（SOS 医嘱），仅在 12 小时内有效，过期尚未执行则失效。每项医嘱执行后均应及时注明执行时间并签名。

4. 转科或整理医嘱时，应在最后一项医嘱下面用红笔划线，表示以前的医嘱一律作废；线下正中用蓝笔标明"转科医嘱"、"整理医嘱"（红线上、下均不得空行），在日期时间栏内写明当天日期时间。

（四）护理记录单填写要求

1. 危重病人护理记录　是指护士根据医嘱和对病情危重病人住院期间护理过程的客观记录。应用"危重症护理记录单"，记录内容包括老年人姓名、科别、住院号或病案号、床号、页码、记录日期和时间，出入液量、体温、脉搏、呼吸、血压等病情观察，护理措施和效果，护士签名等。记录时间应具体到分钟。

2. 用蓝笔填写眉栏各项，诊断只需填写医疗主要诊断。

3. 护理记录内容应当根据相关专科护理特点，在病情栏内如实记录病情情况、采取的护理措施和实际效果。每班至少记录一次，病情变化及时记录。

4. 入量包括药物和食物。药物栏内准确记录各种治疗药物的名称、用法、剂量（含输血）等；食物栏内记录的饮食，包括流质、半流质、固体食物等。

5. 当日上午 7：00 至次日上午 7：00 为 24 小时。7：00 至 19：00 记录用蓝笔书写。19：00 至次日 7：00 的记录用红笔书写。

6. 24 小时出入量由夜班护士在 7：00 用蓝笔结算。填入所划两道红线之间，未满 24 小时总结用蓝笔写明具体时数，如"16 小时出入量总结"。

（五）护理评估单填写要求

1. 护理评估单严格按照护理文书的书写要求填写。

2. 必须在严格护理体检后如实填写，要求及时、准确、完整。评估须符合病人的实际情况。

3. 护理评估单的一般记录必须在病人入院后 2 小时内填写。

4. 护士长在 24 小时内审核并签名。

四、护理考核制度

(一) 护士长考核制度

1. 护士长必须上行政班，以便正常履行护士长职责，坚持工作连续性，并有利于配合护理部工作，除每班不足一人外，护士长不允许顶具体班次。

2. 护士长需请假、休息、换班时，必须向护理部请假，批准后方可执行，否则按护士长考核标准扣分。

3. 认真填写护士长工作手册，以备护理部随时检查，并于年底将护士长手册上交护理部。

4. 护士长必须积极有效地执行护理部下达的各项任务，配合良好。

5. 护士长需严格规范本科各项护理操作，保证护理工作安全、有序，应对本病区护理服务质量负责。

6. 护士长抓管理工作要严谨，并严格要求自己，凡要求护士做到的，护士长首先做到；各类考核工作，护士长应带头参加。

7. 护士长例会应按时参加，凡无故迟到或旷会者按护士长工作考核标准扣分。

8. 严格执行护士长考核内容，平均分低于 95 分者，年底不得评选先进个人，低于 85 分者将待岗一个月，经考核后由院部决定其是否上岗。

(二) 护士考核制度

1. 护士须严格履行岗位责任制，所提供护理服务质量良好。

2. 对新护士进行岗前培训，经护理部考核合格后，方可上岗。

3. 每年对护理人员进行 4 次护理技术操作考核和护理专业理论考试，考试成绩必须≥85 分，成绩不合格者将酌情扣分，累积的考核成绩将作为是否续签合同的依据。

4. 各科室由护士长对护理人员进行"三基"(基础理论、基础知识、基本技能)考核，每季一次。

5. 科室护士长每周组织两次护理知识提问或小讲座，以提高护理人员的整体素质。

6. 护理部每月组织一次护理业务学习，并于年底对所学习护理及相关知识进行考核，成绩不合格者将不得参加先进个人的评选。

7. 每季在全院范围内进行一次护理质量满意度调查，以促进护理质量的持续提高。

(三) 实习护士管理考核制度

1. 护理部负责组织领导实习护士的临床实习工作，有专人分管，根据护校实习大纲及教学计划，并结合本院情况，制订具体实施方案。

2. 临床实习带教老师必须由高年资护士或护师担任。

3. 各科室应根据实习内容及要求，制订带教计划，护士长负责督促检查实习生在本科室实习计划的落实情况。

4. 带教老师必须爱护学生，言传身教，带思想，带作风，带技术，理论指导实践。

5. 组织实习生参加责任制护理工作、护理查房、业务学习等，并定期安排小讲座每月 1～2 次，由护士长、带教老师或高年资护士负责。

6. 各科室实习结束前，对实习生基础护理、基本技术操作、专科护理及基础理论进行一次全面考核，将考核结果按实习手册上的要求对实习生的政治思想、服务态度、工作能力、业务技术水平等作出评价，填入实习手册中，最后由护士长审核签名。

7. 对实习护士的要求

（1）严格遵守"实习守则"及医院各项规章制度，加强组织性、纪律性。

（2）养成良好的实习生素质，树立爱伤观念，对病人和蔼，关心体贴，工作认真负责，服务细致周到。

（3）严格遵守操作规程，严格查对制度，防止差错事故发生；虚心好学，大胆心细，尊重老师，团结同学。

（4）按规定的时间，及时、准确地填写实习手册的有关部分。

五、护士培训制度

（一）毕业后 1～5 年的注册护士

【目标】

1. 掌握基础护理理论与操作技术，参加实习带教与护理查房。

2. 掌握各科常见病的护理，掌握抢救技能及相关知识。

3. 按要求独立完成科室各项护理工作，特别是专科知识，逐步达到护师水平。

【方法】

1. 学习基础理论、基础知识与基本技能，提高"三基"水平。

2. 参加科内组织的业务学习每月不少于 3 次。

3. 参加院内组织的业务学习每年不少于 5 次。

4. 学习健康教育的原则和方法，充实教育内容，提高自身能力。

【评价】

1. 参加科内专科理论考试每月 1 次。

2. 参加院内理论考试每年 2 次。

3. 参加科内基础护理操作每月 2 次。参加院内技术操作考核组抽考至少每半年 2 次。

4. 参加院内护理操作考核每年 1 次。

5. 完成继续教育学分。

（二）护师和工作 5～8 年的注册护士

【目标】

1. 掌握本专业理论与技术。

2. 参加护理查房、临床带教工作。

3. 指导下级人员专科护理操作。

4. 参加病区危重、疑难病人的抢救与护理，提高教学、管理、科研能力，逐步达到主管护师水平。

【方法】

1. 参加科内组织的业务学习每月不少于3次。

2. 参加院内组织的业务学习每年不少于4次。

3. 学习充实教育内容，提高自身能力，做好带教工作。

【评价】

1. 参加科内专科理论考试每月1次。

2. 参加院内理论考试每年2次。

3. 参加院内护理操作考核每年1次。

4. 参加科内基础护理操作每月2次。参加院内技术操作考核组抽考至少每半年1次。

5. 完成继续教育学分。

（三）主管护师和工作8年以上的注册护士

【目标】

1. 熟练掌握本专业理论与技术，解决科内护理业务疑难问题。

2. 负责下级人员的业务培训及护理计划的修改。

3. 指导科内护理查房和护理会诊，侧重病房的专科、教学与管理工作，逐步达到副主任护师水平。

4. 每年完成省市级以上杂志文章1篇。

【方法】

1. 参加科内组织的业务学习每月不少于3次。

2. 参加院内组织的业务学习每年不少于3次。

3. 学习充实教育内容，提高自身能力，做好带教工作。

4. 参与论文资料的收集工作。

【评价】

1. 参加科内专科理论考试每月1次。

2. 参加科内专科护理查房每半年不少于2次。

3. 参加院内理论考试每年2次。

4. 参加院内护理操作考核每年1次。参加院内技术操作考核组抽考每年1次。

5. 完成继续教育学分。

思 考 题

1. 爱心护理院各级护士的工作职责是什么？

2. 爱心护理的基本要求有哪些？

3. 分级护理制度中，各级护理的护理标准分别是哪些？

4. 当输液病人可疑或发生输液反应时，护士应如何解决

5. 医疗废物如何分类管理？

第三章 老年人生理心理基本知识

本章重点概述

爱心护理院的服务对象主要是患有多种慢性疾病的老年人，要为他们提供恰到好处的护理服务，首先需要掌握老年人的患病特点。在此之前，了解正常人体的生理及心理特点则成为做好爱心护理院医疗工作的前提和基础。本章简要介绍正常人体的生理、心理知识以及衰老后各方面的变化。

第一节 正常人体结构及功能基本知识

人体结构的最基本单位是细胞；形态和功能相似的细胞和细胞间质结合在一起构成了人体的组织；为了完成一定的生理功能，几种组织结合在一起构成了人体器官；为了共同完成一定功能的组织和器官又构成了人体系统。

一、运动系统

（一）结构

运动系统主要由骨、关节和骨骼肌三种器官组成。它们构成人体的轮廓，占人体体重的大部分。

骨骼共有 206 块，借关节、韧带、软骨连结其中。

肌肉共有 600 多块，在神经支配下，肌肉收缩，牵拉其所附着的骨头，产生运动。

（二）功能

1. 运动：运动系统的第一个功能是运动。人的运动是复杂的，包括简单的移位和高级活动，如：语言、书写等，都是在神经系统支配下肌肉收缩而实现的。

2. 支持：运动系统的第二个功能是支持，包括构成人体体形、支撑体重和内部器官以及维持体姿等。

3. 保护：运动系统的第三个功能是保护。颅腔保护着脑、髓和感觉器官；胸腔保护着心脏、大血管、肺等重要脏器；腹腔和盆腔保护着消化、泌尿、生殖系统的众多脏器。

4. 其他：骨对人体的其他系统也起着重要作用，如红细胞和白细胞在红骨髓内生长发育；矿物质尤其是钙质储存在骨内，当身体需要时可释放出来。

二、呼吸系统

（一）结构

呼吸系统由呼吸道和肺组成。呼吸道包括鼻、咽、喉、气管、支气管等。

（二）功能

机体在新陈代谢过程中要不断消耗氧气，产生二氧化碳。机体呼出二氧化碳、吸进新鲜氧气的过程称为呼吸。由肺和外界的气体交换称肺呼吸或外呼吸。由血液和组织液与机体组织、细胞之间进行的气体交换称内呼吸。呼吸是维持机体新陈代谢的基本生理过程之一，一旦呼吸停止，生命也将终止。

三、消化系统

结构

消化系统由消化管和消化腺两部分组成。

1. 消化管　消化管是一条肌性管道，包括口腔、咽、食管、胃、小肠（十二指肠、空肠、回肠）、大肠（盲肠、结肠、直肠）、肛门等部分。

2. 消化腺　消化腺有小消化腺和大消化腺两种。小消化腺分布于消化管的管壁内。大消化腺包括唾液腺、肝和胰腺，它们借助导管，将分泌的消化液排入消化管内帮助消化。

3. 基本功能　人体在生命活动中，为了满足发育、生长、生殖、修复等一系列新陈代谢活动的需要，必须从外界摄取营养物质，消化系统的基本功能是食物的消化、吸收和排泄。

四、泌尿系统

（一）结构

泌尿系统由肾、输尿管、膀胱、尿道组成。

肾是泌尿器官。输尿管、膀胱、尿道为贮尿和排尿器官。肾不断生成尿液，经输尿管运送到膀胱，在膀胱内暂时储存，到一定容量时，就从尿道排出体外。在膀胱与尿道交界处有较厚的环形肌，叫尿道括约肌。括约肌收缩能关闭尿道内口，防止尿液自膀胱漏出。括约肌受意志控制。

（二）功能

泌尿系统的主要功能是将人体在代谢过程中产生的废物和毒物通过尿的形式排出体外，以维持机体内环境的相对稳定。

五、生殖系统

（一）结构

人的生殖系统分男性生殖系统和女性生殖系统。男性生殖系统包括睾丸、附睾、输精管、精囊、前列腺、阴囊、阴茎等。女性生殖系统包括子宫、卵巢、输卵管、阴道、外生殖器等。

（二）功能

人生殖系统的功能是产生生殖细胞，繁殖新个体，分泌性激素以维持男、女第二副性征。

女性的阴道介于尿道和直肠之间。正常情况下，阴道能分泌少量液体，与子宫颈的一些分泌物共同构成"白带"，白带呈弱酸性，不但保持阴道湿润，还可以防止致病菌在阴道内繁殖。阴道具有自净作用，长期使用各种洗液冲洗阴道，会杀死对身体有益的阴道杆菌，降低局部抵抗力，增加感染机会。

六、内分泌系统

（一）结构

内分泌系统由内分泌腺和分布于其他器官的内分泌细胞组成。人体主要的内分泌腺有脑垂体、松果体、甲状腺、甲状旁腺、胸腺、胰腺、肾上腺、性腺等。

（二）功能

内分泌系统与神经系统相辅相成，调节机体的生长、发育、代谢、行为、生殖等，以维持机体内环境的稳定。

七、免疫系统

（一）结构

免疫系统由骨髓、胸腺、脾、淋巴结、扁桃体、阑尾、免疫细胞、造血干细胞、淋巴细胞等组成。

（二）功能

免疫系统是机体保护自身的防御性结构，骨髓是主要的造血器官，是各类血细胞的发源地。胸腺是 T 细胞分化和成熟的场所，成熟 T 细胞通过血液循环到达淋巴结、脾和扁桃体等组织或器官，分别定居在固定的部位，成为机体的常驻警卫部队，若遇到病原体等抗原物质入侵，就能发生特异性免疫反应，产生免疫物质与病原体对抗。

免疫系统的主要功能是：

1. 防御功能　能有效地抵御细菌、病毒对机体的入侵，使身体保持健康状态。
2. 稳定功能　能不断地清除机体衰老和死亡的细胞，促使新细胞再生。
3. 监护功能　能及时发现异常细胞，并及时清除，预防人体发生肿瘤。

八、循环系统

（一）结构

血液循环系统由心脏、血液和血管组成。

（二）功能

1. 心脏　心脏在整个生命活动中一直处于节律性搏动状态，由于心脏搏动推动血液在血管内循环流动，不但为机体提供了各种赖以生存的营养物质和氧气，带走机体代谢所产生的二氧化碳和废物，同时也将许多激素和其他物质输送到组织器官，以维持整个机体的生命活动，还将血压维持在正常水平以维持机体良好的血液循环。

心脏停止搏动，生命也就终止。

2. 血液循环　人体的血液循环分为体循环和肺循环两部分。

（1）体循环：从左心室——→主动脉——→各级动脉——→全身毛细血管——→各级静脉——→上下腔静脉——→右心房——→右心室。通过体循环，血液中的氧和营养物质被组织吸收，而组织中的二氧化碳和其他代谢产物进入血液中，变动脉血为静脉血。

（2）肺循环：从右心室——→肺动脉——→肺各个毛细血管——→肺静脉——→左心房—左心室。通过肺循环，排出二氧化碳，吸收新鲜氧气，变静脉血为动脉血。

九、神经系统

（一）结构

神经系统由脑、脊髓、周围神经组成。脑和脊髓称为中枢神经。脑包括大脑、脑干、小脑和间脑。周围神经包括 12 对脑神经、31 对脊神经和自主神经系统。

（二）功能

1. 脑

（1）大脑：大脑是中枢神经的最高级部分，是思维、意识的器官，分左右两个半球。

左侧大脑半球主要功能：

①控制右侧身体活动；

②主管右侧身体感觉；

③主管右半侧视野的视觉；

④支配主要用右手 99％的人和主要用左手 60％的人的讲话能力和理解能力。

右侧大脑半球主要功能：

①控制左侧身体活动；

②主管左侧身体感觉；

③主管左半侧视野的视觉；

④支配主要用右手 1％的人和主要用左手 40％的人的讲话能力。

（2）脑干：脑干有调节呼吸、循环、消化等重要的反射中枢，又称为"生命中枢"，这个部位受损，将危及生命。

脑干发生损害时可发生眼球活动障碍、视力下降、听力减退、眩晕、呕吐、口眼歪斜、构音不清、声音嘶哑、吞咽困难、饮水呛咳、震颤、反射亢进、情绪激动、强哭、强笑，以及出现原始反射：强握、掌颌反射等。

（3）小脑：小脑是平衡、共济运动、肌张力反射器官，主要控制身体的平衡及协调动作，受损后可引起共济运动失调，使身体平衡失调，出现容易跌到、震颤等表现。

（4）间脑：包括丘脑和丘脑下部，位于两侧大脑半球中间。

丘脑是将一切感受系统的刺激传向大脑的结构，如嗅觉、听觉、视觉、浅感觉、深感觉等。疼痛、冷热、接触等感觉在丘脑内形成意识。

丘脑下部与水代谢、食量调节、体温调节、睡眠和觉醒调节、性功能调节有关，出现病变可发生尿崩症、贪食、厌食，中枢性高热、体温过低、嗜睡、意识不清、意识丧失、性腺萎缩或性功能亢进等。

脑的各部分都各司其职并且相互紧密配合，任何部分出现损伤都会使人的正常功能受到影响。

2. 脊髓　脊髓是中枢神经最低级部分，功能有两方面：一为感觉与运动的传导，使躯体、内脏与脑联系起来；二为完成某些基本的反射活动，如腱反射等；也能完成排尿、排便反射，正常情况下由高级中枢控制进行。

3. 周围神经　周围神经包括 12 对脑神经、31 对脊神经和自主神经。自主神经分为交感神经和副交感神经，主要功能是调节内脏、心血管的运动及腺体的分泌，控制体内的物质代谢活动，保证各种生命活动的顺利进行。交感神经占优势时，表现为心跳加快、血压升高、支气管扩张、消化管活动抑制等。副交感神经占优势时，表现为心跳减慢、血压降低、支气管收缩、消化管活动增强等。正常情况下，这两类神经在中枢神经的统一管理下，维持着相对平衡的状态。

4. 神经系统活动的基本形式　神经系统活动的基本形式是反射。反射活动必须有完整的神经通路才能完成，这条通路叫"反射弧"。反射弧由五个基本环节组成：即：感受器——感觉神经元——联络神经元——运动神经元——效应器。

十、感觉系统

（一）结构

感觉系统由感受器及其附属器构成。根据感受器的部位和接受刺激的来源，把感受器分为三类：

1. 外感受器　分布在皮肤、嗅黏膜、味蕾、视器和前庭蜗器等处，接受来自外界环境的刺激，如触、压、痛、温度、光、声、嗅、味等刺激。眼、耳、鼻、舌、皮肤等，是接受内外刺激的感觉器官。

2. 内感受器　分布在内脏和血管等处，接受来自内脏和血管的刺激，如压力、渗透压、温度和化合物浓度等刺激。

3. 本体感受器　分布在肌肉、肌腱、关节和前庭器等处，接受运动和平衡时产生的刺激。

（二）功能

感受器的功能是接受刺激，并将刺激转为神经冲动，该冲动经过感觉神经和中枢神经系统的传导通路，传导至大脑皮质，从而产生相应的感觉。眼具有视觉功能；耳具有听觉和保持平衡功能；鼻具有嗅觉功能；舌具有味觉功能；皮肤覆盖在人体的表面，具有保护、排泄、吸收、调节体温、感觉、痛觉和冷热觉的功能。

第二节　老年人生理衰老的基本表现

一、老年人整体衰老表现

（一）老年人整体衰老变化

人的衰老一般是从性成熟以后开始的，也就是说大约从 20 岁开始，直到 60 岁以后，才会表现出比较明显的衰老特征，可以说衰老是随着时间流逝而表现出来的生命过程。

整体水平的衰老变化是通过外表一目了然的，如：头发稀疏，甚至秃顶，须发变白，额头、眼角出现皱纹，上眼睑下垂，下眼睑水肿，视力下降，听力减弱，皮肤松弛，面部、手背出现老年斑，驼背，步履蹒跚，反应迟钝，逐渐达到老态龙钟的地步。

（二）老年人衰老的特点

1. 普遍性　人在大致相同的时间内都能出现的衰老表现。
2. 渐进性　人的衰老不是突然发生的，而是持续渐进的演变过程。
3. 内在性　衰老是人固有的特性，受环境的影响，但不是环境造成的。
4. 不可逆性　已经表现出来的衰老变化，是不会消失和恢复的。
5. 危害性　不断的衰老，使组织器官功能逐渐下降，直到消失，机体越来越容易感染疾病，最终死亡。

（三）老年期的划分

随着生活水平和健康水平的提高，西方有些学者将老年期定为 70 岁以上，日本提出从 75 岁开始，俄罗斯提出定为 75～89 岁，我国及联合国老龄问题世界大会仍定为始自 60 岁，也就是说，目前国际上通用的是以 60 岁以上为老年期。

二、老年人各系统衰老表现

（一）运动系统衰老

人在中年以后，骨质中有机成分和蛋白质就会逐渐减少，出现骨质疏松。

骨质疏松的常见症状有腰背、四肢疼痛和身高降低。骨质疏松最常见和最严重的并发症是骨折。即使是在不大的外力作用下，也可悄然发生腰椎压迫性骨折、桡骨远端骨折、股骨近端和肢骨上端骨折。发病率为 27.5％～32.6％，许多患者因此致残，50％的患者需全天候生活护理，20％的患者需常年照顾。此外，尚有 15％左右患者会因各种并发症而死亡，存活者也会因残疾致使生活质量降低，给家庭和社会带来沉重的负担。

骨骼的衰老还会造成胸廓畸形，使老年人肺活量和换气量明显降低，出现胸闷、气短、呼吸困难等症状。

随着年龄的增长，骨骼肌逐渐萎缩，弹性下降，收缩力减弱，不但造成老年人手握力降低，背部肌无力，还很容易发生腰肌扭伤。

关节发生衰老性退化后，好发骨关节病，以膝关节、髋关节、脊柱、手指关节最多见，其主要症状是有不同程度的疼痛，疼痛的特点是：活动开始时明显，活动后减轻，负重和活动过多时又会加重。

（二）呼吸系统衰老

鼻的衰老表现在老年人鼻腔黏膜变薄，腺体萎缩，分泌减少，对气流的加温和过滤功能降低，使呼吸通道的整体防御能力下降，容易感冒。

随着年龄增长，气管及支气管管壁黏膜发生萎缩和退化，使黏膜的纤毛功能降低，保护性咳嗽反射的敏感性降低，小气道分泌物增多，黏度增大，造成细小支气管分泌物滞留，利于细菌、病毒繁殖，常反复发生呼吸道感染。

老年人肺组织中肺泡总数减少，肺泡壁变薄，肺泡弹性纤维变性，使肺泡扩张，肺泡内气体潴留，形成肺气肿。还表现在肺毛细血管数目减少，肺血流阻力增加，导致肺的换气能力降低。这些变化让老年人呼吸频率增快，出现呼吸急促，体力活动增大时更为明显。

衰老使脊柱、胸骨、肋骨和肋间肌都会发生钙化变硬，造成脊柱后凸，胸骨前凸，形成桶状胸，导致胸廓和肺的扩张受限，呼吸动度缩小，肺活量降低，咳嗽能力下降、痰液排出不畅。另外伴有全身免疫力下降，老年人容易发生气管和肺部的炎症，甚至引发肺源性心脏病，严重威胁健康和生命。

（三）消化系统衰老

口腔的衰老表现为老年人牙松动甚至脱落，骨骼的结构和咀嚼肌退化，导致咀嚼功能减弱，食物不易嚼烂，出现吞咽困难。舌上味蕾减少、萎缩，造成味觉减退，出现食之无味。唾液腺萎缩，分泌唾液的能力下降，造成口干。很多老人因此在食物的选择上受到限制，只能进软食、精食，结果造成相应的营养素缺乏。

食管和胃的衰老表现为消化道平滑肌萎缩。导致胃的运动和紧张性减弱，使老年人食管和胃输送食物的功能均下降。食物在胃内停留时间延长，易发酵产气导致腹胀。胃的黏液细胞分泌减少，使胃的屏障保护能力下降，胃黏膜很容易受到胃酸和胃蛋白酶的侵蚀，导致胃黏膜发生糜烂、溃疡、出血。胃的腺细胞分泌减少，使胃的蛋白消化作用和胃酸的灭菌作用均降低，易发生胃肠炎症。

小肠的衰老表现为肠上皮细胞减少，肠壁黏膜萎缩，各种消化酶分泌减少，老年人易发生消化不良。小肠平滑肌变薄，肠蠕动减退，肠道血管硬化，肠壁血流量下降，老年人易发生吸收功能不良。

吸收功能不良主要表现在小肠对木糖、钙、铁、维生素 B_1、维生素 B_{12}、维生素 A、胡萝卜素、叶酸以及脂肪的吸收减少。因为脂肪吸收减少，老年人进食油腻食品易发生腹泻。

大肠的衰老表现为蠕动逐渐减弱，对扩张的感觉不敏感，对内容物的压力感觉降低，导致食物残渣在肠道内停留时间延长，老年人常出现排便无力或便秘。

衰老使肝发生增龄性缩小，肝血流量也减少，60 岁时的肝内血流量比 20 岁时减少 40%～50%。血流量的减少使肝吸收营养、代谢和清除毒素的能力也相应减退，和青年人相比，老年人的代谢和解毒功能平均要下降 40% 以上，所以老年人的饮食和服药要严格控制，过量会发生代谢紊乱或中毒。

衰老使胆囊收缩功能减弱，胆汁在胆囊内过度浓缩，使胆固醇沉积，易引起胆石症和胆囊炎。

衰老使老年人胰腺细胞萎缩，胰岛细胞变性，如果胰岛素分泌减少，影响血液中葡萄糖的分解利用，易发生糖尿病。

（四）泌尿系统衰老

衰老使肾小动脉硬化，肾血流量减少，肾单位减少，肾萎缩，导致肾小球滤过率、肾小管和集合管的重吸收降低，使老年人容易发生脱水和电解质紊乱，以致影响心脏功能，导致心力衰竭。并且，肾对尿的浓缩能力也减退，所以老年人易出现多尿、夜尿增多等症状。

衰老使膀胱肌萎缩、变薄，尿道纤维组织增生、变硬，括约肌萎缩，膀胱容量减小及神经调控功能改变，老年人膀胱常发生不自主收缩，出现尿急、尿频、尿失禁等现象。

衰老使尿道肌肉萎缩、变硬，出现排尿无力，尿流变细。

衰老使男性老人伴前列腺肥大，还会出现排尿淋漓不断，或者排尿困难，甚至尿潴留。尿潴留是泌尿道感染的重要因素。

衰老使女性老人因为尿道短而括约肌收缩不良，容易发生尿失禁和尿路感染。

（五）生殖系统衰老

男性在 50 岁以后，睾丸逐渐发生退行性变，使精子生成减少，活力降低，性功能逐渐减退。60 岁时睾丸明显缩小，70 岁时已经缩小到 12 岁的水平，性功能明显减弱或完全停止，并伴有不同程度的前列腺肥大或增生。男性在 55～65 岁之间进入"更年期"，会发生头晕、耳鸣、眼花、失眠、焦虑、易激动、记忆力减退、心悸、出汗、血压波动、肥胖、关节肌肉疼痛等表现，但是，症状没有同期女性明显。

女性一般在 40 岁后内分泌功能发生变化，由于性腺功能减退，卵巢排卵不规则，月经不调，直至排卵停止、闭经，失去生育能力。从壮年期到老年期之间有一个过渡期称为围绝经期（更年期）。女性围绝经期在 45～50 岁之间，此期会有一系列生理功能改变，如头晕、耳鸣、眼花、失眠、焦虑、易激动、记忆力减退、心悸、出汗、血压波动、肥胖、关节肌肉疼痛等表现。女性性腺功能减退后，由于雌激素降低，会使骨骼的骨胶原、钙盐含量降低，导致骨质疏松，出现全身酸痛、乏力，易骨折。雌激素缺乏还降低了对冠状动脉硬化的抑制作用，增加了罹患冠心病的机会。

（六）内分泌系统衰老

衰老使脑垂体实质细胞减少，结缔组织增生，对甲状腺、肾上腺、性腺的负反馈受体敏感性降低。

衰老使甲状腺功能减退，甲状腺素合成分泌减少，导致机体的整体基础代谢率下降，使老年人常出现便秘、倦怠、怕冷、心跳缓慢、皮肤干燥等症状，还会使血中胆固醇含量增高，加重动脉硬化。

衰老使甲状旁腺素分泌减少，引起血钙降低，影响骨的代谢，使老年人容易发生骨质疏松症。

胸腺衰老使老年人免疫功能降低，容易患自身免疫性疾病。如甲状腺功能亢进、糖尿病、重症肌无力、慢性溃疡性结肠炎、恶性贫血伴慢性萎缩性胃炎、肺出血、肾炎综合征、天疱疮、胆汁性肝硬化、多发性脑脊髓硬化症、系统性红斑狼疮、口眼干燥综合征、类风湿关节炎、强直性脊柱炎、硬皮病等。

随着年龄增长，肾上腺皮质激素的分泌逐渐减少，使老年人对有害刺激的应激能力减弱，对细菌毒素的耐受能力下降，发生外伤或感染时，机体的抗炎、抗毒、抗休克的能力均降低。

随着年龄增长，胰岛 β 细胞功能降低，胰岛素分泌减少，造成老年人葡萄糖耐量降低，血糖水平增高，易发生糖尿病，还能引起脂肪代谢紊乱，出现血脂升高，动脉硬化，引起心血管系统发生严重病变。

（七）循环系统衰老

衰老使老年人心肌顺应性降低，心输出量储备能力下降，心脏代偿功能减弱，耐受负荷的能力降低，突然过重的心脏负荷，很容易引起心力衰竭。心肌和心脏瓣膜出现退行性改变，使心肌自律性和传导性降低，容易发生心律失常，如房性期前收缩、室性期前收缩、心房纤颤等。65 岁老年人的心输出量仅为青年人的 60%～70%。由于心搏出量减少，易导致全身各组织器官血液供应不足，如发生脑缺血，出现眩晕、嗜睡、无力等症状。

衰老使老年人血管硬化。冠状动脉硬化使冠状动脉管腔变窄，易发生冠心病。大动脉管壁硬化，弹性减退，使老年人收缩压增高，若同时伴有小动脉硬化，舒张压也会增高。无论收缩压增高还是舒张压增高都是高血压病的表现。脑动脉硬化随年龄增长而加重，资料显示，65 岁以上老年人约有 50% 发生脑缺血病灶。血管的衰老还表现为静脉血管壁弹性减退，使血液回流缓慢，导致老年人容易发生静脉淤血，表现为皮下淤血、痔疮、下肢水肿、血栓等。由于老年人颈动脉窦、主动脉弓压力感受器敏感性降低，血压易受体位改变的影响，从卧位突然转变为直立位时，可发生直立性低血压，出现站立不稳，视力模糊，头晕目眩，软弱无力，大小便失禁，严重时发生晕厥等。

（八）神经系统衰老

衰老使老年人脑组织萎缩。脑细胞中的脂褐素增加，形成神经系统内的老年斑，严重影响脑细胞的正常功能。

脑老化的主要表现是健忘、感知觉减退、思维敏捷性降低、学习和语言能力下降、情绪不稳定，表现为感情脆弱，易激惹、爱唠叨、对事物的兴趣范围变小、常有孤独感和自卑感，行为和思维刻板，发生多疑、焦虑、恐惧、抑郁，甚至发生阿尔茨海默病（老年痴呆症）。

脊髓的衰老主要表现在运动神经细胞减少、变性，使老年人出现运动障碍，如运动起始缓慢、力量减弱、精确度降低等。

周围神经的衰老变化主要是神经束内结缔组织增生，神经纤维变性，表现为睡眠时相变化，出现晚上不睡，白天迷糊，使睡眠质量下降，产生抑郁，对新鲜事物不敏感，想象力减弱，近期记忆力明显衰退。

衰老使神经系统的各种感受器、效应器发生退变，神经纤维传导速度减慢，中枢神经调控功能降低，出现反应迟钝、行动迟缓、运动震颤、平衡失调等。

（九）免疫系统衰老

骨髓、胸腺、脾、淋巴是免疫系统的主要器官。人到老年，骨髓含量减少，60 岁时仅为年轻人的一半。胸腺萎缩，40 岁时仅余 6%～7%。免疫器官发生萎缩，使老年人的免疫防御功能、免疫稳定功能、免疫监护功能均降低，这是老年人容易发生感染性疾病和肿瘤的原因之一。资料证明，有 99% 的疾病是因为免疫力的减退而造成的，而疾病会严重的影响人的健康，导致死亡。

此外，老年人对异源性抗原的抗体反映下降，但对自体组织成分的抗体反应增强，会导致各种自身免疫性疾病，如甲状腺功能亢进、糖尿病、重症肌无力、慢性溃疡性结肠炎、恶性贫血伴慢性萎缩性胃炎、肺出血、肾炎综合征、天疱疮、胆汁性肝硬化、多发性脑脊髓硬化症、系统性红斑狼疮、口眼干燥综合征、类风湿关节炎、强直性脊柱炎、硬皮病等。

由于免疫系统清除机体代谢产物能力降低，使一些淀粉样蛋白在许多器官里逐年沉淀，如大脑、心肌、主动脉、胰腺等，这也是衰老的一个指标。

（十）感觉器官衰老

衰老使老年人眼眶内脂肪减少，眼球松弛内陷，眼裂变小；角膜失去光泽和透明度，边缘处出现老年环；结膜脂肪浸润，"白眼球"变得浑浊；晶状体弹性降低或硬化，出现老花眼或白内障；玻璃体浑浊，眼前漂浮小黑影，虽不影响视力，但干扰视线；视网膜对强光的耐受性下降；泪腺分泌减少，眼睛感觉干燥。

衰老导致老年人听力下降乃至耳聋；嗅觉退化，对气味的敏感性降低，对周围出现的有害气体不敏感，容易发生危险；对味道的感觉明显降低，觉得吃饭没味道；使皮肤变薄松弛，弹性下降；真皮和表皮的嵌合度降低，导致皱纹增多，容易擦伤、起泡，受压部位容易发生压疮。皮肤表面小动脉硬化，汗腺、皮脂腺、毛囊萎缩，使皮肤干燥、粗糙、脱屑、瘙痒，毛发变白、脱落；同时温度觉、运动位置觉、痛觉都有不同程度的减退。并且进行性加重。

第三节　人体心理健康的基本知识

一、心理学简介

心理学是研究人和动物心理活动和行为表现的一门科学。

人在生活实践中与外界事物相互作用，必然要产生这样或那样的主观活动和行为表现，这就是人的心理活动，简称心理。

外界事物作用于人的感官，经过神经系统的信息加工，就产生了对事物的感觉、知觉、记忆和表象，进而进行分析和思考就产生了态度，形成了情绪和意志。这种感觉、知觉、思维、情绪和意志都是人的心理活动。

任何心理活动都是一个不断变化的动态过程，称为心理过程。人的心理过程因人而异，表现出的差异既与各人的先天素质有关，也与各人的生活经验和学习程度有关，这就是常说的人格或个性。

心理过程和人格都是心理学研究的重要对象。心理学还研究人的正常和异常的行为表现。总之，心理学是人类为了认识自己而研究自己的一门基础科学。

心理学研究范围包括认识过程、情绪、意识、人格、社会适应等。

（一）认识过程

1. 感觉与知觉　感觉是人的大脑对直接作用于感觉器官的事物个别属性的反应。直觉是人的大脑对直接作用于感觉器官的事物的整体反应。

2. 学习与记忆　学习是人通过练习和经验促使行为发生持久改变的过程。记忆是人的大脑对过去的经历发生信息的输入、编码、储存和提取的反应，分感觉记忆、短时记忆和长时记忆三个系统。感觉记忆为瞬间记忆最长不超过 1 秒钟；短时记忆保持时间为 20 秒；长时记忆是永久和半永久的，可保持几周、几个月、几年，甚至终身。长时记忆的储存有动态变化，遗忘是记忆过程中常见的现象。

3. 思维与想象　思维是人的大脑间接的概括的对客观事物的反应，是人类特有的高级认识过程。思维的主要类别有：动作思维、形象思维、抽象思维；求同思维和求异思维；习惯性思维和创造性思维。

想象是大脑对已有的表象进行加工改造并形成新的形象的过程，人类的发明创造、科学艺术都离不开想象。

（二）情绪

情绪是人受到情景刺激时，经过是否符合自己需要的判断后，所产生的生理变化、行为变化和对事物态度的主观体验。情绪的表达通过面部表情、身段表情和语言表情进行表现。根据发生的强度、速度、紧张度和持续性，将情绪的状态分为心境、激情和应激。

（三）意志

意志是人在确定目的后，克服困难，支配自己的行动，努力实现目的的心理过程。意志的品质包括：自觉性、果断性、自制力和坚韧性。

（四）人格

奥地利医生兼心理学家、哲学家、精神分析学家西格蒙德·弗洛伊德认为，人格是一个整体结构，由本我、自我、超我组成。

（1）本我：是一个与生俱来的生物性本能所支配的我。

（2）自我：是一个按现实原则来调节"本我"的我。

（3）超我：是按社会规范、道德标准行事的我。

"本我"和"超我"的冲突不可避免，而健全的"自我"可以用一种方式把人的内心冲突降到最低限度，维持心理健康。

（五）社会适应

需要是人产生动机的基础，动机直接支配人的行为。如果需要和动机顺利实现，可以使人满足，从而使人增强对社会的适应。但是，当人的需要和动机不能顺利实现，会使人产生挫折，出现痛苦、紧张、焦虑或愤怒的情绪。挫折可以引发应对措施，而应对措施是否恰当，对人的身心健康影响极大，也影响人的社会适应能力。

人的需要结构很复杂，美国心理学家马斯洛把需求分成生理的需要、安全的需求、爱与归属的需要、尊重的需要和自我实现的需要五类，依次由较低层次到较高层次。

1. 生理的需要　人对食物、水、空气和住房等需求都是生理的需要，这类需求的级别最低，人们在转向较高层次的需求之前，总是尽力满足这类需求。

2. 安全的需要　人对人身安全、生活稳定和免遭疾病威胁的需求都是安全的需要。和生理的需要一样，在安全需要没有得到满足之前，人们唯一关心的就是这种需要。

3. 爱与归属的需要　友谊、爱情的需求都是爱与归属的需要。当生理需要和安全需要得到满足后，爱与归属的需要就会凸显出来。

4. 尊重的需要　对成就或自我价值的个人感觉，他人对自己的认可与尊重，都是尊重的需要。有尊重需要的人希望别人能接受他们，认为他们有能力，能胜任工作，他们关心的是成就、名声、地位和晋升机会。

5. 自我实现的需要　自我实现需要的目标是自我实现或者是发挥潜能。达到自我实现境界的人，能接受自己也能接受他人，解决问题能力强，自觉性高，善于独立处理事情，运用最富于创造性和建设性的技巧，尽量发挥自己才能。

在特定时间内，人可能受到各种需要的激励。任何人的需要层次都会受到个人差异的影响，并且会随时间的推移而发生变化，但是马斯洛认为人们总是优先满足生理需求，最难以满足的是自我实现的需要。

自我价值的实现只有在社会活动中才能体验到。

二、心理健康的定义

什么是健康？世界卫生组织的定义是：健康不仅仅是没有疾病，而是包括三个方面，即：身体健康、心理健康和社会功能良好。这三方面都健康，才是全面的健康。三者互相促进、互相影响。心理健康促进身体健康，身体健康促进心理健康。心理卫生对心理健康标准的定义可以归纳为以下六个方面：

（一）认知健全适应

个体能正确认识自己，对自己的智力结构、兴趣爱好、人格和在集体中的地位有客观、正确和全面的估价，以便扬长避短；能正确认识他人、为人际关系的发展奠定良好的基础；具有健全的认知过程，如良好的感知记忆能力、灵活的思维、丰富的想象力和流畅的语言等。

（二）情感饱满适度

健康的情感应热情饱满而非消极滞钝，反应适度而非喜怒无常，并有乐观愉快的主导心境。另外，情绪的表现强度和持续时间应能为社会所接受。

（三）意志坚强可控

健康的意志应该具有目的性。在指定和执行计划时，意志对行为的调控应符合意志的自觉性、坚韧性、果断性、自制性品质。

（四）人格的和谐统一

健康的人格表现在个体对他人、对自己、对社会的态度及具备的信念、理想、世界观上。胸怀理想、充满信心、谦虚谨慎、待人热情、认真负责、富于创新是人格和谐统一的表现。

（五）人际关系和谐

健康的人际关系表现在乐于交往，接触他人时持积极态度，能够理解和接受别人的思想情感，并善于表达自己的思想和情感；在人际交往中，既能悦纳他人，又能愉悦自己；在集体中，既有知己，又有广泛的朋友。

（六）杜绝心理异常

预防并杜绝人格障碍、性心理障碍、成瘾及吸烟等不良行为；杜绝有超越社会规范的行为和常人难以接受的情绪等。

第四节　老年人心理改变的表现

一、身体因素引起的心理改变

（一）衰老

老年人因为衰老导致机体功能下降，心理也随之发生改变，具体表现如下：感觉与知觉衰退，学习与记忆衰退，思维与想象衰退，情感不稳定，意志衰退，人格改变。

人格由本我、自我和超我组成。本我是人格最原始的部分，是无意识的，是与生俱来的本能的冲动，主要是性的生物本能和攻击破坏欲望的本能。自我是人格的执行部门，通过自我调节，既可以满足本能的冲动，又要考虑外界的现实环境，以保护个体的安全。而超我却是人格的指挥中心和监督自我的监管者，是最文明的人格部分，是在长期接受教育的过程中所形成的学识、教养、良心、道德和社会行为规范不断塑造个体的行为。人格的三部分平衡协调使个体形成稳定的人格品质，一旦平衡失调，就会导致心理变态，又叫心理障碍。老年人因为衰老造成神经系统和器官的功能下降，导致本我、自我、超我三者关系失去平衡，引起了人格发生改变。

衰老让"超我"的作用减退乃至逐渐消失，使原始的"本我"表现突出，让老年人随着增龄而发生了不同程度的适应性渐差，甚至无视道德标准和社会行为规范而随心所欲的人格变化。

（二）疾病

衰老也会导致老年人出现病理性变化，病理性变化发生的同时也影响着老年人的心理健康。如脑动脉硬化症、高血压病，轻则会削弱老年人的记忆力和工作、生活能力，严重的则可引起智能减退和痴呆，长期卧床不起。而生活不能自理的老年人，更容易产生心理问题。

（三）对死亡的恐惧

人们对于死亡的原始反应就是恐惧，即便在今天这样文明的时代，人类仍然害怕面对死亡。

Elisabeth Kubler - Ross 博士是一位瑞士心理学家。她的研究发现，每个病人面对死亡时都要经过一个痛苦周期。这项研究成果在心理学方面树立了一个里程碑。

病人对"死亡宣判"的第一阶段反应是震惊；第二阶段的反应是拒绝；第三阶段的反应是气愤；第四阶段的反应是讨价还价；第五个阶段的反应是悲伤；第六阶段也是最后一个阶段的反应是接受，只有到达这个阶段，病人的心理活动才会趋于相对的平静。

二、社会因素引起的心理改变

（一）从职业角色转变为闲暇角色

老年人一旦退休，从几十年有规律、有责任的职业角色，突然一下子转变为无所约束、自由自在的闲暇角色，会因心理不适应而产生失落、惆怅、空荡、寂寞的情绪，易诱发心身疾病或加重原有的心脑血管病。

（二）从主体角色退化为配角

老年人离退休后，存在政治地位下降，社会活动范围变窄，权力和晋升机会丧失，经济收入减少，从社会发展的主要力量变为社会的赡养群体等问题。面对这种落差，很多老年人不习惯，受不了，心理失去平衡，产生悲观、失望情绪，生出许多烦恼。

（三）社会适应力改变

老年人在过去的长期工作生活中形成了自己的信念，并用以指导自己的行为。离退休后，他们退出了社会发展的主阵地，成为社会的赡养群体。这种改变影响了他们的信念，使他们觉得过去努力了一辈子，如今老了，没有用了，要求自我实现的理想破灭了，要求自尊与被尊重的愿望淡漠了，因而产生了失落、悲观的情绪。甚至变得不再谦虚谨慎，不再讲文明，不再顾及面子，表现为固执己见、刚愎自用，常常不赞成别人的意见和看法，不容易被说服，容易发怒气愤。

三、家庭因素引起的心理改变

（一）家庭经济状况引起的改变

老年人离退休以后，挣钱的机会减少，花钱的地方增多，看病吃药，子女结婚、买房，儿孙上大学，养育第三代等都可能引发家庭经济危机。如果家庭经济状况不良，会让老年人产生受苦受累一辈子，前景黯淡的想法，引发悲观失望的心理障碍。

（二）家庭人际关系引起的改变

老年人离退休前，早出晚归去上班和家人接触不多，很少产生矛盾。老年人离退休后，早上睡懒觉，晚上看电视，三餐无规律，夜里不休息，搅的儿媳、孙子不得安宁，一家人的和睦气氛出现阴影，有时引发争吵，老人不找自己的原因，反而对子女失望、埋怨、敌对、愤愤不平，影响老人心身健康。

（三）空巢老人的心理表现

空巢老年人在失去了社会角色、职业角色之后，常常把精力都集中在对子女的关心照顾上。子女自立门户后，使老年人失去了服务的对象和生活的目标，破坏了原有的忙碌而有节律的生活规律，老年人会因为精神空虚、无所事事，而产生失落感、孤独感、衰老感、抑郁症和焦虑症。

（四）丧偶老人的心理表现

老年人夫妻双方突然有一位病故，会引发丧偶老人的心理障碍。丧偶老年人的心理变化通常比较剧烈，其心理活动可分为五个阶段：第一阶段是震惊；第二阶段是情绪波动；第三阶段是孤独感产生；第四阶段是宽慰自我；第五阶段是重建新模式。

以上各阶段的时间长短，因人而异，总的来说，丧偶老年人的心理是消极的。长期孤独生活的老年人，如果再伴有躯体疾病，常可产生抑郁、绝望的情绪，甚至出现自杀企图或行为。

四、老年人常见心理问题

（一）失落

由于社会角色的转变，老年人容易产生无价值感和不被重视的失落心理，常表现出两种情绪：一种是沉默寡言，表情淡漠，情绪低落，凡事无动于衷；另一种是急躁易怒，牢骚满腹，对周围事物看不惯。

（二）孤独

由于社会及家庭地位的改变，疾病导致的行动不方便，老年人社会活动减少，人际交往缩小，容易产生空虚寂寞、孤独绝望的心理，表现得烦躁无聊，自卑，不愿意出门，怕见熟人，整天待在家里与世隔绝。

（三）抑郁

有的老人在职时前呼后拥，人来人往，一旦离职，门可罗雀，产生孤单寂寞感觉；有的老年人从退休前有明确工作时间、明确工作任务、较多人际交往的社会环境中，突然退到狭小的家庭圈子里不适应，觉得生活单调；还有的老年人因为失去配偶或家庭不和，产生焦虑；以上原因都会让老年人产生抑郁情绪。

（四）恐惧

有些老人因为体力较差，生活能力降低，需要他人帮助，但又怕增加儿女负担，害怕家人嫌弃；有些久病卧床的老年人对疾病痊愈缺乏信心，认为自己成了家人的麻烦和累赘，产生厌世的心理。还有些老年人总是怀疑自己有病，思想上疑虑重重，对死亡充满了恐惧。

（五）健忘

随着年龄逐渐增大，身体日趋衰老，老年人的智力水平也会随之下降，表现为远期记忆增强，近期记忆减退。对自己的过去，唠叨不休。对眼前发生的事情转身就忘。离家忘记关门；手里拿着东西，还东找西找；刚刚吃过饭说没吃，刚刚喝了水说没喝；才把朋友送出门，就忘记了谁来看过他，这些都是老年人十分常见的健忘现象。

五、老年人与心理问题有关的常见疾病

（一）头痛

根据研究，有99％的头痛病人患的是"神经性头痛"。有些老年人敏感多疑，固执己见，不愿与人交往，而且胆小怕事，谨小慎微，爱钻牛角尖，遇到不称心如意的事想不开，眉头紧锁，造成额部、头部和颈部的肌肉收缩，时间长了就产生了"紧张性头痛"。

（二）高血压

血压的形成需要三个因素的参与：心脏的收缩力、血管的弹性和血液的容量。人在紧张、忧虑、恐惧、愤怒的情绪下会使心肌收缩力加强，血管痉挛，血管腔变窄，导致血压增高，久而久之，会引起人体神经-内分泌系统对血压的调节机制发生改变，形成高血压病。

（三）冠心病

心脏是循环系统的动力中心，它的血液供应依靠冠状动脉，如果长期性情急躁，容易激动，好与人争，不易满足，可能引起神经-内分泌系统的改变，引起脂肪代谢紊乱，造成血液中胆固醇增高。一些脂类物质沉积于冠状动脉管壁，发生冠状动脉粥样硬化，引起冠状动脉缺血，导致冠心病，引起心绞痛，甚至心肌梗死。

（四）胃和十二指肠溃疡

情绪对消化系统的影响最明显。只要心情不好，首先影响食欲，再好的饭吃到嘴里也味同嚼蜡，腹部不适，所谓"愁得茶饭不思"、"急得五脏俱焚"、"悲伤得肝肠寸断"，都说明了胃肠是最能表达情绪的地方。不良的情绪会影响胃液的正常分泌和胃的正常运动，使胃酸分泌过多，发生胃和十二指肠溃疡。出现泛酸、嗳气、上腹部饥饿性疼痛等症状。

（五）溃疡性结肠炎

结肠的主要功能之一是吸收水分，长期紧张、焦虑、愤怒、恐惧可使神经-内分泌系统失调刺激肠蠕动，使结肠持续性收缩，造成肠腔变窄，肠黏膜分泌增多，肠黏膜血管变脆，导致结肠下端和直肠的黏膜发生溃疡、化脓、出血，形成溃疡性结肠炎，表现为腹痛、大量脓血便。

（六）癌症

统计表明，3/5 的病人在得癌症前都受过情绪上的打击，有专家认为："情绪可能是癌细胞的促活剂"。调查显示：癌症患者往往是两种极端性格的人。要么性格急躁，缺乏修养，争强好胜，咄咄逼人。要么性格郁闷，感情矛盾，沉默寡言，孤僻离群。长期的不良情绪会使人的免疫力降低，诱发癌症。

（七）阿尔茨海默病（老年痴呆症）

目前，阿尔茨海默病发病原因不明，但是，中医"喜伤心，怒伤肝，思伤脾，悲、忧伤肺，惊、恐伤肾"的七情论述，说明了心理活动和躯体的生理活动密切相关。突然强烈或长期的情志刺激，超过人体调节的适应范围，使人体功能失调，造成大脑组织功能损害，是诱发阿尔茨海默病的一个重要因素。

思 考 题

1. 人体主要包括哪些系统？其基本结构和基本功能有哪些？
2. 人的心理活动包括哪些？
3. 人体各大系统的衰老表现在哪些方面？
4. 老年人心理改变的因素包括哪些？
5. 老年人常见的心理问题有哪些？

第四章　老年人护理基本知识

本章重点概述

老年人生理、心理的变化，决定了对老年人护理的特殊性。老年人的护理主要从两个方面考虑，即身体护理和心理护理。身体护理主要包括居家护理、饮食护理、排便护理、排尿护理、睡眠护理、清洁护理、口腔护理、着衣护理、运动护理、给药护理、休闲护理等方面；心理护理则应该结合老年人常见心理问题和与心理有关的常见疾病来考虑对策，遵循老年人护理的基本原则，采取相应的护理措施。

第一节　老年人生理护理特点

一、居家护理

老年人大部分时间是在居住的房间里度过的，为了符合老年人生理和心理健康的需要，老年人的居室要注意向阳、通风、宁静、温暖、清爽等，家具造型不宜复杂，以简洁实用为主，可在居室内装点老年人喜欢的饰品、书画和老照片，以唤起老年人对生活的热爱。

二、饮食护理

老年人消化系统、心血管系统及其他器官功能都降低，为了促进消化和吸收，保证营养均衡，老年人的饮食护理要注意饮食清淡、色香味俱全、食品多样化、提供优质蛋白、蔬菜要新鲜、水果要适量、食物要温热、饭菜要松软、进食要缓慢、喝水要充足、食量要控制 11 个方面。

三、排便、排尿护理

要注意及时观察老年人的排便、排尿情况，及时处理老年人腹泻、便秘、尿潴留、尿失禁、尿路感染的护理等问题。

四、睡眠护理

良好的睡眠能增强老年人抵抗力，达到预防疾病、延年益寿的效果。而睡眠障碍可以使老年人身心疲惫，影响健康。对有睡眠障碍的老人及时给予心理疏导、治疗等护理。

五、清洁护理

保持老年人身体清洁，不但有维护皮肤功能、维持正常体温、调节感觉功能、预防皮肤病和压疮的积极作用，还有带来愉快情绪的效果。

六、口腔护理

长期卧床，失智、失能、生活不能自理的老人，常常饮水少，进食少，消化液分泌减少，全身免疫功能低下，进食后食物残渣滞留，很容易导致细菌在口腔内生长繁殖，引起口腔或呼吸系统感染。进行口腔清洁护理，可以清除老人口腔食物残渣，预防口腔炎症、溃疡、口臭及其他并发症。

【漱口液的选择】

1. 常用的漱口液

生理盐水、1％～3％过氧化氢（双氧水）、1％～4％碳酸氢钠溶液、0.1％醋酸溶液等。生理盐水有清洁口腔、预防感染的作用；1％～3％过氧化氢有控制口腔感染和牙龈出血的作用；1％～4％碳酸氢钠溶液适用于真菌感染者；0.1％醋酸溶液适用于铜绿假单胞菌感染者。

2. 使用漱口液的注意事项

（1）使用漱口液有达到清洁口腔、消炎、减轻口腔异味的效果，但是专业医生建议，不要长期使用漱口液。因为长期使用含有药物成分的漱口液，会破坏口腔内的正常菌群，引起不良后果。

（2）临床调查发现，用盐水漱口 20 分钟后，口腔内细菌数量开始恢复，1 小时后细菌数量便恢复到漱口前的水平。而用清水漱口后 10 分钟细菌就开始恢复，但却要到85 分钟后才恢复到原来的水平。因为盐水漱口将口腔中的细菌杀灭的同时也会破坏口腔黏膜，口腔黏膜具有防御细菌生长的作用，将口腔黏膜破坏了就为细菌的迅速恢复创造了条件，因此用盐水漱口并不能真正达到消毒、杀菌的作用，偶尔用一下，可以暂时达到消炎目的，长期应用则对健康无益。选择何种漱口液，最好遵照医嘱进行，无特殊情况下，使用温开水清洁口腔即可。

七、着衣护理

关于衣着与健康的关系越来越受到老年护理人员的关注。要根据老年人皮肤的特点，为老年人选择衣服，除了美观和舒适，更要考虑安全与实用。

八、运动护理

运动能使老年人身体舒适、心情愉快、精神松弛，有利疾病的康复。根据老年人的特点，可以进行适当的运动。如自理老人可以进行散步、慢跑等运动。面对偏瘫和全瘫的老年人要注意加强肢体的床上运动，要注意勤翻身活动肌肉和关节，以延缓老年人肌肉和神经萎缩。

九、给药护理

老年人用药应遵循科学的给药原则，要尽可能地降低其危险性，确保用药达到既有效又安全的目的。养老护士应了解老年人用药的方法、给药的步骤、给药的禁忌、给药的注意事项，要观察老年人用药后的疗效和副作用，并注意药物与食物的相互作用和间隔时间等。

十、休闲护理

休闲即为快乐的意思。休闲活动是为恢复老年人舒适生活的行为方式。这种行为方式可以促进人体的新陈代谢，增强人的体质，改善机体的功能，可以有效地促进老年人机体康复和延缓衰老。养老护士应支持和协助老年人做自己喜欢做的事情；支持和协助老年人按照自己喜爱的方式在自己的房间里摆放一些喜爱的物品；支持和协助老年人以自我实现为目标，根据自己的爱好，主动参加社会活动；支持和协助老年人与亲朋好友交往。支持和协助老年人选择避免某一肢体或器官负荷过重的、力所能及的活动，如：散步、太极拳、慢跑、击鼓传球、手工劳动等。

老年人运动强度的选择可以以心率为监测指标，健康水平较高者可将运动强度指标定在每分钟心率 100～120 次。健康水平较低或 70 岁以上的老年人则将强度指标定在每分钟心率不超过 110 次为宜，并且要采取间歇运动，即运动和休息交替进行。每次运动时间可达 30～50 分钟，分 2～3 次完成，防止持续时间过长而引起老年人不适。

第二节　老年人心理护理特点

随着现代医学模式的转变，整体护理的深入开展，心理护理已成为现代护理模式的核心。养老护士进行心理护理的过程，不但要求运用心理学的理论与方法，更重要的是可以发挥与老年人密切接触的职业优势，紧密联系护理专业的实际，以达到较理想的护理目的。

一、平等、真诚、同情的原则

对老年人进行心理护理，养老护士必须具备高尚的道德品质。以满腔的热情对待老年人，以强烈的同情心体贴老年人，不论老年人原来的职位高低，贫穷富贵，都要以礼相待，真诚相对，做到爱护老年人，尊重老年人，视老年人如亲人，将老年人的苦恼当成自己的苦恼去解决，使老年人感到温暖和亲切。

二、热心、耐心、细心、爱心的原则

老年人入住养老院后，第一个面对的问题，就是要改变过去几十年的生活习惯。由于对新的环境、新的生活方式陌生的老年人不适应，很容易产生紧张、烦躁、孤独的情绪。养老护士要具备良好的工作作风，始终贯彻热心、耐心、细心、爱心的服务原则，不断观察老年人的思想状况、病情变化和情志波动等，及时采取应对措施，解决老年人的困难，让老年人享受到养老护理员带给他们的安全感。

三、掌握个性化护理的原则

由于老年人所受教育程度不同，人生阅历不同，家庭经济条件和家庭氛围不同，所患疾病不同，形成的个性不同，使每位老年人在遇到问题时的心理反应也不相同。因此，在进行老年心理护理的过程中，养老护士要掌握老年人个体思想状态，注意老年人个体情绪变化，灵活的、有针对性的采取个性化护理方式，面对不同老年人的心理问题，采取不同的疏导方式，帮助所有老年人解除烦恼，以愉快的心情度过晚年。

思 考 题

1. 老年人的生理护理特点有哪些？
2. 老年人的心理护理特点有哪些？
3. 老年人使用漱口液时有哪些注意事项？

第五章 老年人患病的主要原因与特点

本章重点概述

老年人是一个特殊而复杂的人群，随着年龄的增高，他们大多具备生理功能减退和身体储备能力下降，多种慢性疾病并存，多种药物同时使用的特点。爱心护理院的护士应了解老年人患病的主要原因和特点，以有针对性地帮助老年人缓解疾病痛苦，安度晚年。

第一节 老年人患病的主要原因

一、组织器官衰老、功能衰退

衰老是机体遗传因素与内外环境多种复杂因素相互作用的生物过程，是机体退行性功能下降与紊乱的综合表现。随着时间的推移，老年人机体细胞、组织、器官、各个系统的稳定性失常，自我修复能力失调，各种功能逐步衰退，对内外环境的适应能力逐渐降低，使老年人的抗病能力和损伤恢复能力越来越差，导致相关疾病越来越多。衰老不是疾病，但是衰老与许多疾病密切相关。

二、免疫系统紊乱、防御功能降低

免疫系统是机体保护自身的防御性结构，随着衰老，人的免疫器官发生萎缩，使老年人的免疫功能降低，这是老年人容易发生疾病的重要原因之一。

此外，免疫系统紊乱也是老年人发病的重要因素。详见本书第三章第二节（九）免疫系统衰老。

第二节 老年人发病的主要特点

一、衰老与疾病并存

老年人多患的是慢性病，这些老年病多数与机体各系统慢性退行性变化有关，有时生理和病理的界限难以区分。1993 年全国卫生服务调查资料显示，老年人的两周患病率达 250‰、慢性病患病率达 540‰、住院率达 61‰，均远高于其他年龄的人群。中国健康教育中心 2012 年 1 月 9 日公布的"中国慢病监测及糖尿病专题调查"结果显示，我国 18 岁及以上居民糖尿病患病率为 9.7%，60 岁及以上老年人患病率高达 19.6%，也明显高于其他年龄人群。由于生理功能的改变，老年人发病的诱因有时不同于一般人，例如对年轻人不构成任何伤害的轻微外伤，就可使老年人发生骨折。

二、发病急而快

老年人脏器储备功能低下，适应力降低，抵抗力减弱，机体不稳定性增高，存在发病急而快的特点，尤其是高龄患者，一旦有病情发作，会使原来勉强处于平衡状态的某些脏器，在发病后功能迅速降低，使病情迅速恶化，可以出现多脏器功能衰竭，预后极差。例如，老年人患了普通感冒，很容易并发肺炎，继而引起原有的心脏疾病加重，如冠心病、肺心病等，甚至诱发心律失常、心力衰竭，对生命造成威胁。

三、症状不典型

老年人发病往往症状轻微，表现多不典型，因而容易发生误诊和漏诊。如患肺炎时，咳嗽较轻，痰很少、不发热、白细胞不高，仅表现为神志淡漠；发生了心肌梗死、急性阑尾炎、急性胆囊炎时仅有轻微不适；罹患高血压、心功能不全多年而无明显感觉，突然发生脑出血、脑梗死及急性心力衰竭时才发现。这些现象严重威胁老年人生命，甚至会使老年人迅速死亡。

四、疾病反复发作

老年人因为各系统功能降低，尤其是全身营养状况不良、免疫系统功能下降等因素，导致抗病能力低下，使一些感染性疾病反复发作，例如呼吸道感染、胆道感染，尿道感染等，虽然经过治疗刚刚控制，但是稍一受凉或饮食不周或喝水减少或情绪激动，便会复发。

五、病程长而恢复慢

某种疾病如果发生在年轻人身上，吃点药很快就会痊愈。但是，如果老年人患病，不仅不容易好，还可能使人一蹶不振，健康从此走上下坡路。原因在于老年人身体的各个脏器和功能随着年龄的增长，都出现了进行性衰退的现象。机体的衰老使老年人的抗病能力和修复能力都降低。因此，老年人患病后有病程长而恢复慢的特点。

六、综合征多见

老年人不仅患病率高，而且约70％的老年人同时患有两种或两种以上的疾病。一个系统或一个器官同时存在多种病变，多个系统、多种器官同时患病，是老年人患病的一大特点。例如很多老年人既患有高血压病、冠心病，还同时患有糖尿病、脑血管病、慢性支气管炎、慢性胃炎、慢性骨关节炎、慢性皮炎等。其次，同一脏器也可以发生多种疾病，如冠心病、肺心病、心肌炎同时存在于一位老年人的心脏。

七、易合并意识和心理障碍

衰老使老年人神经系统功能减退，动脉硬化又使老年人大脑供血不足，再加上对疾病的忧虑，所以老年人患病时，很容易合并意识障碍和心理障碍，常见意识障碍有烦躁、意识模糊、嗜睡、昏迷等，常见心理障碍有对死亡的恐惧等。

八、易发生药物不良反应

老年人肝功能减退，对药物的吸收和分解速度减慢；肾功能减退，对药物的排泄远不及年轻时候。由于药物在体内存留时间过长，老年人很容易发生蓄积中毒，因此，老年人使用治疗药物，应酌情减量，以保证用药安全。如：老年人服用退热药，最好每次1/3～1/2片，防止出汗过多，引起虚脱；老年人使用抗生素，也要减少使用量，避免进一步加重对肝、肾功能的损害，造成不良后果。

思 考 题

1. 老年人患病的主要原因有哪些？
2. 老年人发病的主要特点有哪些？

第六章　老年人常见症状护理要点

本章重点概述

全章以症状为主线，从医学、临床护理角度，对症状的临床表现、护理要点等进行较全面的描述，介绍护理目标以及相应的护理措施，强调和重视以人为本的整体护理理念，为爱心护理院的住院老人缓解症状、减轻痛苦，提供优质的护理服务。

第一节　高血压危象的护理要点

高血压危象是发生在高血压患者病程中的一种特殊临床现象，在高血压的基础上，因为某些诱因使周围小动脉发生暂时性强烈痉挛，引起血压突然升高，达 200/120mmHg 以上，病人可出现恶心、呕吐、烦躁、头痛、嗜睡、抽搐、昏迷、急性左心衰竭等症状，病情凶险，如抢救措施不力，可导致死亡。

护理要点

（一）抢救护理措施

1. 绝对卧床休息　加强安全防护，对烦躁不安者用绷带束缚。清醒病人给予平卧位，头颈部垫上软枕，稍后仰。昏迷病人将头偏向一侧，有呕吐物应及时清除，以防窒息。给予持续低流量氧气吸入，持续心电监护。

2. 保持呼吸道通畅　舌根后坠的病人应用舌钳将舌头拉出，并放入口咽通气管，必要时行气管插管。呼吸道分泌物增多者，给予吸痰，每次吸痰时间不宜超过 15 秒。

3. 快速建立静脉通道　建立两通道静脉输液通道，以保证及时输入抢救药物。

4. 留置导尿管　高血压危象病人往往出现尿失禁，给予导尿管接尿，预防尿路并发症。

5. 头部置冰帽或冰枕，以降低脑部温度，减少脑细胞的耗氧量，达到减轻脑水肿的目的。

（二）严密观察病情

监测血压、脉搏、呼吸、神志及心、肾功能变化，观察瞳孔大小及两侧是否对称。观察病人呕吐与头痛症状，快速准确的判断病情进展，以防错过抢救时机。

（三）迅速降压

1. 降压幅度

（1）如果肾功能正常，无脑血管或冠状动脉疾病史，亦非急性主动脉夹层动脉瘤或嗜铬细胞瘤伴急性高血压者，可降至正常水平。

（2）血压一般控制在 160～180/100～110mmHg，降压幅度过大，可使心、肾、脑功能进一步恶化。

2. 降压速度和降压药的选择

（1）硝普钠：扩张动脉和静脉，起效快，停药后 3～5 分钟内作用消失。用法：硝普钠 50mg，加入 500ml 液体，10μg/min，静脉滴注，每隔 5～10 分钟增加 5μg，直至血压降至理想水平。该药液对光敏感，滴注瓶及输液管要用黑布遮盖；配制后应于 4 小时内用完；溶液如变蓝、绿、深红色时立即停用；药液中不可加入其他药物。

（2）硝酸甘油：扩张静脉为主，起效快，停药后数分钟内作用消失。用法：硝酸甘油 10～50mg，加入液体 500ml，滴速由 5～10μg/min 开始，以后每隔 5～10 分钟增加浓度，最大可以增加到 100～200μg/min。直至血压降至理想水平。

（四）一般护理

1. 将床头抬高 30°，可以起到所需的体位性降压作用。

2. 吸氧。

3. 做好心理护理和生活照料，避免诱发因素。

（五）对症护理

1. 减轻脑水肿　用脱水剂如甘露醇、山梨醇 250ml 或快速利尿剂呋塞米或利尿酸钠静脉注射，以减轻脑水肿。甘露醇应在 20 分钟内滴完，防止药液渗漏出血管外。

2. 制止抽搐　躁动、抽搐者，可用巴比妥钠 0.2g 肌内注射或保留灌肠。

第二节　休克的护理要点

休克是各种强烈致病因素作用于机体，使循环功能急剧减退，组织器官微循环灌流严重不足，以致重要生命器官功能、代谢严重障碍的全身危重病理过程。表现为意识异常；脉搏快，超过 100 次/分，细或不能触及；四肢湿冷，胸骨部位皮肤指压阳性（压后再充盈时间＞2 秒）；皮肤出现花纹，黏膜苍白或发绀；尿量每小时＜30ml 或无尿；收缩压＜80mmHg，脉压＜20mmHg；原有高血压病人收缩压较原有水平下降 30% 以上。

护理要点

（一）一般紧急处理措施

1. 体位　平卧位，腿部抬高 30°，如气急不能平卧时，可采取半卧位。

2. 禁食、安静　尽量不要搬动，如必须搬动则动作要轻。

3. 吸氧　鼻导管或面罩给氧，保持呼吸道畅通。

4. 建立两条静脉通道。

5. 观察尿量　保留导尿，以测定尿量。

6. 周围血管灌注检测　皮肤红润且温暖，表示小动脉阻力降低；皮肤湿冷、苍白表示血管收缩，小动脉阻力增高。

7. 生命体征检测　严密观察体温、呼吸、脉搏、血压、心电图等。

8. 调节体温　密切观察体温变化，注意保暖；感染性休克高热时，应予物理降温，必要时采用药物降温。

9. 预防意外损伤　对于烦躁或神志不清的病人，应加床旁护栏，以防坠床；必要时，四肢以约束带固定于床旁。

（二）维持血压

1. 间羟胺（阿拉明）　10～20mg 稀释于 100ml 葡萄糖液内，可同时加入多巴胺 20～30mg，静脉滴注，根据血压调整滴速。

2. 必要时静脉内缓慢推注间羟胺 3～5mg，血压一般维持在 80～100/60～70mmHg 即可，不可过高。

（三）补充血容量

一般应用低分子右旋糖酐。

第三节　发热的护理要点

人的正常体温平均为 37℃，但是，大部分老年人腋下体温在 36.3℃ 以下，当超过 36.3℃，伴有发热症状，或伴有精神不振、呼吸和脉搏次数加快等现象时，要考虑是发热的征象。当腋下体温达到 38℃ 时，则表示病情极为严重。感染是老年人发热的最常见原因。

一、护理要点

1. 应用抗生素　执行医嘱。

2. 应用退热剂　对乙酰氨基酚（扑热息痛）0.5g 口服，或复方氨基比林注射液 2ml 肌内注射。

3. 应用肾上腺皮质激素　地塞米松 5～10mg，肌内注射或静脉点滴。

4. 吸氧。

5. 保持口鼻清洁　清理口鼻分泌物，取下义齿清洗干净。口鼻处皮肤及黏膜发生干裂或水泡，涂红霉素软膏或百多邦软膏控制感染。

6. 补充水分　鼓励多喝糖盐水、绿豆汤、菜汤、西瓜汁、果汁及蜂蜜水等。

7. 补充营养　给于营养丰富而容易消化的食物，如小米粥、大米粥、豆浆和水果等。

8. 保护皮肤　经常翻身变换体位，预防压疮发生。

9. 防止虚脱　老人服退热药后可能会出汗，不要盖得太厚，出汗以后要及时擦干，防止受凉。

10. 出现高热，温水擦浴　体温高达 39～40℃ 时可用 32～34℃ 温水擦浴，也可以用乙醇擦浴，常用乙醇浓度为 30%～50%，温度为 32℃，用量为 100～200ml。

二、擦浴的注意事项

1. 洗手、戴口罩，备齐用物至患者床旁，关好门窗，保持室温。

2. 向病人及家属解释治疗目的，遮挡患者，保护患者隐私。

3. 置冰袋于患者头部，以防止擦浴时表皮血管收缩，血液集中到头部引起充血。

4. 热水袋置脚底，使病人舒适并加速擦浴的反应。

5. 脱上衣暴露一侧上肢，下垫大毛巾，小毛巾沾温水或乙醇拧半干，由颈侧沿上臂外侧至手臂，由侧胸经腋窝沿上臂内侧至手掌，边擦边按摩 3 分钟。

6. 擦好一侧上肢用大毛巾擦干皮肤，再用同法擦拭另一侧上肢。

7. 穿好上衣，暴露一侧下肢，下垫大毛巾，用小毛巾沾温水或乙醇拧半干，由髂骨沿大腿外侧至足背，由腹股沟沿大腿内侧至内踝，由腰沿大腿后侧经腘窝至足跟，边擦边按摩 3 分钟。

8. 擦好一侧下肢用大毛巾擦干皮肤，再用同法擦拭另一侧下肢。

9. 擦浴完毕穿好衣服，协助患者恢复舒适体位，整理床单位。

10. 30 分钟后测体温，体温降至 39℃ 以下时，取下头部冰袋。

11. 注意：心前区、胸前区、腹部等部位禁止擦浴，这些部位对冷刺激比较敏感，冷刺激可引起反射性心率减慢、腹泻等不良反应。

12. 全部擦浴时间为 20 分钟左右。擦浴中要注意观察病情，如病人发生寒战，或脉搏、呼吸、神色有异常变化，应立即停止擦浴。

第四节　咳嗽的护理要点

咳嗽是人体清除呼吸道内分泌物或异物的保护性呼吸反射动作，常因感染、支气管异物、过敏、寒冷、情绪激动、药物等因素引起。

护理要点

1. 保持居室空气新鲜　晨晚间护理采用湿式扫除，避免室内尘土飞扬，注意保暖，避免冷空气刺激，经常通风，消除室内异味。

2. 清淡饮食　老人饮食要清淡，易于消化，不宜过饱、过甜、过咸和过于油腻。

3. 控制感染　执行医嘱。

4. 镇咳祛痰　常用复方甘草口服溶液（复方甘草合剂）、川贝枇杷膏、羧甲司坦片（化痰片）、盐酸氨溴索片（沐舒坦）等。

5. 解痉平喘　常用氨茶碱、二羟丙茶碱（喘定）、沙丁胺醇（舒喘灵）、甲氧那明（阿斯美，强力安喘通）等。

第五节　咳痰的护理要点

咳痰是老年人常见症状，常因支气管炎、支气管哮喘、肺水肿、心力衰竭、肺脓肿、支气管扩张、大叶性肺炎、尘肺、肺肿瘤等疾病引起。

护理要点

1. 保持室内空气新鲜流通，湿度适宜，避免尘埃和烟雾等刺激。

2. 保持室温，避免受凉。

3. 补充营养，保证水分，每日饮水量保持在 1500ml 以上，以利痰液稀释排出。

4. 翻身叩背，体位引流。

5. 痰液黏稠，雾化吸入。

6. 机械吸痰。

7. 加强口腔护理，预防并发症；昏迷老人每 1～2 小时翻身 1 次，以利痰液引流；对咳浓痰的老人每次翻身前后要注意吸痰，以免痰液进入气管造成窒息。

8. 应用抗生素和祛痰药物：执行医嘱。

第六节　呼吸困难的护理要点

所有呼吸困难症状都非常严重，无论是呼气性呼吸困难、吸气性呼吸困难、呼吸急促或呼吸不规律，都有可能是心脏病或者是呼吸系统疾病引起，如慢性支气管炎急性发作、心绞痛、过敏性哮喘、心力衰竭、突然噎食等。

护理要点

1. 立即报告医生。

2. 吸氧。

3. 开通静脉通道。

4. 常规进行心电图检查。

5. 心绞痛引起　立刻给予硝酸甘油 0.5～1mg 舌下含化。

6. 哮喘引起　立刻给予地塞米松 5～10mg，静脉推注。

7. 急性左心衰竭引起　立刻给予呋塞米（速尿）20mg，静脉推注，毛花苷丙（西地兰）0.4mg 加入 5％葡萄糖 20ml，缓慢静脉推注。

8. 噎食引起　立刻采用海姆利克急救术，并组织抢救。

第七节　吞咽困难的护理要点

高龄老年人经常会出现吞咽困难的现象，常因口腔炎症、食管炎症、食管肿瘤、心脑血管疾病、重症肌无力、多发性肌炎、癔症、抑郁症、阿尔茨海默病（老年痴呆症）等疾病引起。

护理要点

1. 老人进食时应保持安静、注意力集中，禁忌一边吃饭、一边讲话、一边看电视。

2. 保持坐位或半卧在床，身体与床的夹角为 60°以上。

3. 老人在强哭、强笑等情感不稳定时，暂时停止喂食。

4. 饮食应在固体、糊状物和液体之间进行调整：固体食物粉碎后喂食；清水要加入无糖藕粉、杏仁霜等黏稠剂，让清水变得黏稠后才能让老人喝。

5. 喂老人进食，速度要慢，每次喂食量要少，必要时进行"空吞咽"，即让老人吃一口，咽一口，再空咽一口，然后再吃第二口。

6. 对严重吞咽困难的老人，建议家属送老人到专科医院做吞咽功能康复训练。
7. 必要时进行鼻饲。

第八节　发绀的护理要点

正常呈淡红色的皮肤、黏膜变为紫色或青紫色，就叫做发绀。发绀是一种症状，可由多种较严重疾病引起，常见于支气管哮喘、肺气肿、肺心病、气胸、胸腔积液、急性充血性心力衰竭、心绞痛、心肌梗死、休克等。

护理要点

1. 立即报告医生。
2. 吸氧。
3. 保暖。
4. 卧床休息，限制活动量。
5. 常规进行心电图检查。
6. 治疗原发病：执行医嘱。

第九节　胸痛的护理要点

老年人胸痛，虽然不全是心血管疾病所引起，却是心血管疾病的常见症状，也可能是严重心血管疾病的信号，如心绞痛、心肌梗死、主动脉夹层、心包炎、肺栓塞、气胸、带状疱疹等。

护理要点

1. 立即报告医生。
2. 卧床休息，减少活动，保持镇静。
3. 吸氧。
4. 常规进行心电图检查。
5. 心绞痛处理：立刻给予硝酸甘油 0.5～1mg 舌下含化。

第十节　恶心、呕吐的护理

呕吐会给老年人带来不适，造成体内水、电解质和酸碱平衡紊乱而损害老人健康，常见原因有：饮食不当、急性胃肠炎、上消化道出血、胰腺炎、胆道疾病、胃肠梗阻、颅内高压症、脑血管意外、高血压急症、急性心肌梗死、糖尿病酮症酸中毒、尿毒症、药物引起、神经性呕吐等。

护理要点

1. 立即报告医生。

2. 协助老人采取坐位或抬高头部，使其头部前倾低下，利用塑料袋、盆等接纳呕吐物。

3. 协助卧床老人侧卧位或仰卧时将头转向一侧，避免呕吐物误吸，引起窒息或发生吸入性肺炎。

4. 老人呕吐时，易情绪紧张、恐惧，应关心安慰老人使其安静。

5. 认真观察老人呕吐时的病情变化和呕吐物的性质、颜色、气味、量等。

6. 立即清除呕吐物，协助老人漱口、洗脸、洗手、更换污染的衣被，保持床单位和环境清洁。

7. 分析老人呕吐的原因。

8. 呕吐频繁者暂时禁食。

9. 积极治疗原发病，应用镇吐药：执行医嘱。

第十一节　腹痛的护理要点

老年人腹痛可以是多种疾病的表现，如：胃肠炎、胃溃疡、胆道疾病、心肌梗死、胰腺炎、食管裂孔疝等。发现腹痛要认真对待，切不可乱用止痛药，以免延误治疗的最佳时机。

护理要点

1. 立即报告医生。

2. 分析病因。

3. 常规进行心电图检查，以排除心绞痛或心肌梗死。

4. 止痛

（1）腹部胀痛可选用甲氧氯普胺（胃复安）10～20mg 肌内注射。

（2）腹部绞痛可选用山莨菪碱（654－2）5～10mg 肌内注射。

（3）以上两药，根据病情选择其中一种，不能同时应用。

（4）心绞痛引起：立刻给予硝酸甘油 0.5～1mg 舌下含化。

5. 诊断未明确前不要滥用止痛剂，以免掩盖症状，耽误治疗。

第十二节　腹泻的护理要点

老年人体质衰弱，免疫功能低下，基本病变较多，消化功能减弱，饮食起居稍不注意，就容易发生腹泻。腹泻不是一种独立的疾病，而是很多疾病的一个共同表现。常见原因有：进食过多的高脂、高蛋白食物和冰凉饮料等；进食隔夜食物、久存肉类食品，不新鲜的鱼、虾、螃蟹，发酵变质的牛奶及奶制品等；肠道过敏、小肠缺血性疾病、糖尿病、甲状腺功能亢进、尿毒症、消化道肿瘤等。

护理要点

1. 报告医生。
2. 分析病因。
3. 嘱患者卧床休息，保暖，暂时禁食或进少量易消化流食，如米汤、稀粥等。
4. 解痉止痛：口服山莨菪碱（654-2）5mg/次，或阿托品 0.3～0.6mg/次，或溴丙胺太林（普鲁本辛）15mg/次，3 次/日。或肌内注射山莨菪碱（654-2）5～10mg。
5. 控制感染：如应用黄连素、吡哌酸（PPA）、环丙沙星、庆大霉素口服。或者妥布霉素加入 5％葡萄糖盐水 500ml，静脉滴注。
6. 应用微生态疗法和消化道黏膜保护剂：如乳酸菌素、蒙脱石散（思密达）口服。
7. 腹泻严重伴脱水者，根据需要给予口服补液盐或输液。
（1）口服补液盐成分和配制：食盐 3.5g、碳酸氢钠（小苏打）2.5g、氯化钾 1.5g、葡萄糖粉 20g，加温开水 1000ml。
（2）静脉补液原则是：先快后慢，先盐后糖，量出而入，见尿补钾。
（3）轻度脱水补液量一般按每天每公斤体重 40ml 计算，重度脱水按 60ml 计算。高龄老人注意控制补液量，预防心力衰竭。

第十三节　水肿的护理要点

水肿是老年病人临床常见症状之一，是高龄老人患病后的一种全身性体表表现，常见于肾炎、肺源性心脏病、肝硬化、心力衰竭、营养障碍及内分泌失调等疾病。

护理要点

1. 卧床休息　平卧可增加肾血流量，提高肾小球滤过率，减少水钠潴留。
2. 限制水、钠摄入　轻度水肿，尿量＞1000ml/d，不过分限水，钠盐限制在 3g/d 以内；严重水肿伴少尿，每日摄水量应限制在 1000ml 以内，给予无盐饮食。
3. 补充蛋白质　适当进食牛奶、鸡蛋等优质蛋白质，同时补充热量；严重水肿伴低蛋白血症病人，给予人血白蛋白 10g，静脉滴注，1 次/日。
4. 加强皮肤护理。
5. 病因治疗　执行医嘱。

第十四节　血尿的护理要点

血尿是泌尿系统常见症状，常见原因有：泌尿系感染、泌尿系结石、泌尿系肿瘤、自身出血性疾病、肾小球疾病、前列腺肥大、前列腺炎、药物反应、败血症、老年人血管通透性增加等。高龄老人出现血尿，特别是无痛性血尿，应该予以高度重视。

处理要点

1. 报告医生。
2. 分析病因　对老年人无痛性血尿，及时进行进一步检查。
3. 卧床休息，多喝开水。
4. 抗菌消炎　考虑膀胱炎可用氧氟沙星 0.6g，顿服，连用 3 天。
5. 原发病治疗　执行医嘱。

第十五节　便秘的护理要点

便秘是指排便次数每周少于 2 次或大便干结、排便困难而言，老年人的便秘较多见，常见原因有：体质衰弱，营养不良，多病，久坐不动或卧床不起；膈肌、腹肌、肛提肌和肠道平滑肌的肌力减退，不易协助排便；进食减少，牙齿缺失，只能吃细软饮食，很少吃粗纤维食物，而且饮水少，对肠道刺激小，肠蠕动慢而无力；腺体老化，唾液、胃液、肠液分泌减少，肠张力减退、蠕动减慢，致使粪便在肠道通过时间长，水分被吸收过多，大便变得干燥不易排出；前列腺肥大、尿潴留、膀胱增大，或者肠道肿瘤引起不全梗阻，导致大便不畅，引起便秘；常服镇静剂、铁剂、钙剂等药物，也可导致便秘。

一、护理要点

1. 协助老年人建立良好的排便习惯。
2. 调节老年人饮食结构，增加粗纤维食物的摄入。
3. 保证老年人每日供水量达 2000～2500ml。
4. 适当增加活动量，促进肠蠕动。
5. 口服缓下剂：遵医嘱给予酚酞（果导）片、麻仁丸、芦荟胶囊等。
6. 简易通便法
（1）开塞露：直接作用于直肠黏膜，刺激肠蠕动，软化粪便并使其排出。
（2）肛门用栓剂。
（3）肥皂栓通便。
7. 人工取便法

二、人工排便操作流程

1. 开塞露通便法流程
（1）护士洗手、戴手套、口罩、帽子。
（2）备齐水盆、温水、专用毛巾、尿布、便盆、旧报纸等物品。
（3）向老年人解释目的，取得配合。
（4）协助老年人取左侧卧位，双腿屈曲，将裤子褪到膝盖处，暴露肛门。
（5）剪去开塞露前端并锉平，不要有毛刺。

（6）挤出少许药液，润滑开塞露细端及肛门。

（7）护士左手扶住老年人臀部，拇指分开肛门，另一手将开塞露细端通过肛门沿直肠壁慢慢插入，将药液一次性全部挤入肛门。

（8）擦净肛门，臀部盖好尿布，要求老年人加紧肛门休息片刻，5～10分钟后协助老人排便。

（9）用卫生纸擦净肛门，将便盆盖上旧报纸，端入卫生间清洗后放回原处。

（10）用温热专用毛巾清洁肛门及周围皮肤。

（11）恢复老年人舒适体位，整理床铺，保持床单位及周围地面清洁、干燥。

（12）将污染水盆和专用毛巾洗净放回原处。

（13）护士脱掉手套，洗手消毒，进行记录。

2. 肛门用栓剂通便法流程

（1）护士洗手、戴手套、口罩、帽子。

（2）备齐水盆、温水、专用毛巾、尿布、便盆、旧报纸等物品。

（3）向老人解释目的，取得配合。

（4）协助老年人取左侧卧位，双腿屈曲，将裤子褪到膝盖处，暴露肛门。

（5）护士左手扶住老年人臀部，拇指分开肛门，另一手将药栓插入肛门3～4cm。

（6）待肛门用栓剂在体腔温度下融化后，协助老年人排便。

（7）用卫生纸擦净肛门，将便盆盖上旧报纸，端入卫生间清洗后放回原处。

（8）用温热专用毛巾清洁肛门及周围皮肤。

（9）恢复老年人舒适体位，整理床铺，保持床单位及周围地面清洁、干燥。

（10）将污染水盆和专用毛巾洗净放回原处。

（11）护士脱掉手套，洗手消毒，进行记录。

3. 手指取便法流程

（1）护士洗手、戴手套、口罩、帽子。

（2）备齐水盆、温水、专用毛巾、尿布、便盆、旧报纸等物品。

（3）向老年人解释目的，取得配合。

（4）协助老年人取左侧卧位，双腿屈曲，将裤子褪到膝盖处，暴露肛门。

（5）护理员左手扶住老年人臀部，拇指分开老年人肛门，右手挤入直肠少许开塞露或石蜡油。

（6）右手手套示指或中指涂肥皂液，通过肛门深入直肠中，将粪块慢慢抠出放入便盆。

（7）用卫生纸擦净手套及老年人肛门，用干尿布盖住老人臀部，将便盆盖上旧报纸，端入卫生间清洗后放回原处。

（8）换新手套，用温热专用毛巾清洁肛门及周围皮肤。

（9）恢复老年人舒适体位，整理床铺，保持床单位及周围地面清洁、干燥。

（10）将污染水盆和专用毛巾洗净放回原处。

（11）护士脱掉手套，洗手消毒，进行记录。

4. 人工排便的注意事项

（1）操作前根据老人病情进行评估，态度和蔼。

（2）人工排便是爱心护理院常用诊疗技术，因为肛管和直肠结构复杂，操作中要注意动作轻柔，禁止粗暴操作，以免损伤肛门括约肌和直肠黏膜。

（3）禁用器械掏取粪便，以免损伤直肠黏膜。

（4）护理过程中发现老人疼痛、出血、面色苍白、出汗、疲倦等症状时，应立即停止操作，或休息片刻待老人回复正常后再继续进行，如无好转立即报告医生。

三、知识链接——肛管与直肠的结构

1. 肛管　肛管是消化道的末端，上自齿线，下至肛缘，长 3～4cm，为解剖性肛管。男性肛管前面与尿道及前列腺相毗邻，女性则前为子宫及阴道；后为尾骨，周围有内、外括约肌围绕。

2. 直肠　直肠上端接乙状结肠，下在齿线处与肛管相连。长 12～15cm。直肠上端的大小似结肠，其下端扩大成直肠壶腹，是粪便排出前的暂存部位，最下端变细接肛管。直肠壶腹部黏膜有上、中、下 3 个皱襞，内含环肌纤维，称直肠瓣。直肠膨胀时直肠瓣消失，直肠瓣有阻止粪便排出的作用。

3. 肛管、直肠肌肉　有两种功能不同的肌肉：一为随意肌，位于肛管之外，即肛管外括约肌与肛提肌；另一为不随意肌，在肛管壁内，即肛管内括约肌；中间肌层为联合纵肌，既有随意肌又有不随意肌纤维，但以后者较多。以上肌肉能保持肛管闭合及开放。

4. 肛管内括约肌　直肠肌层亦分为外层纵肌和内层环肌。环肌在直肠下端增厚形成肛管内括约肌。其功能：

（1）未排便时，内括约肌呈持续性不自主的收缩状态，闭合肛管。

（2）排便时，有"逼"的作用，将粪块挤出，使肛管排空。

（3）主动闭合肛管时，内括约肌有补充随意肌的作用。如补充外括约肌、耻骨直肠肌的作用。

（4）可充分松弛，保证肛管足够扩张。

第十六节　头痛的护理要点

老年人头痛，除了明确的感冒发热引起外，继发性病变多见，常见于高血压急症、脑瘤、硬脑膜下血肿、颈椎病、青光眼、中耳炎、鼻炎、牙髓炎、三叉神经痛、药物性头痛等。全身性疾病也可引起头痛，如呼吸道及肺部感染、冠心病、心律失常、情绪紧张等。

护理要点

1. 报告医生。

2. 对病因明确的头痛，积极控制原发病，遵照医嘱适当给予镇痛剂缓解疼痛。

3. 患高血压的老年人要按时服用降压药，并注意血压变化。

4. 对头痛伴眩晕、失眠、心烦易怒、面红、口苦症状的老年人，应加强精神护理，消除老年人的不良情绪，避免诱发其他疾病。

5. 对不慎跌倒，头部受伤的老年人，及时进行脑 CT 检查，以早期发现脑外伤。

6. 治疗原发病　执行医嘱。

第十七节　眩晕的护理要点

眩晕是老年人常患的症状，临床表现为头晕、视物旋转、行走不稳、头重脚轻，或伴有恶心、呕吐、耳鸣、眼花、出汗、上肢或单肢麻木等。可阵发性发作，也可持续性发作，需几天或更长时间才能缓解。常见原因有：高血压病、低血压症、高黏血症、耳源性眩晕、椎基底动脉供血不足、脑动脉硬化症、脑血栓、脑瘤、自主神经功能紊乱、精神紧张焦虑、贫血、甲状腺功能减退、药物反应等，颈部受凉或枕头高低、软硬不合适，也有可能诱发眩晕。

护理要点

1. 报告医生。
2. 查找病因。
3. 卧床休息，减少活动，避免摔伤等意外发生。
4. 为伴有呕吐的老年人准备呕吐物盛放器具，避免污染床单位及周围环境。
5. 及时清除呕吐物，避免呕吐物回吸，造成窒息。
6. 急性发作期对症处理：执行医嘱。

第十八节　抽搐的护理要点

全身肢体或局限性抽搐，是人体大脑功能短暂性障碍引起，患病的老年人常伴有昏迷、瞳孔散大，流涎、尿失禁等，常见于癫痫、脑血管疾病、低血糖、低血钙、高热惊厥等。

护理要点

1. 报告医生。
2. 一般处理。
（1）对老年人采取保护措施，但是，严重抽搐时不可按压肢体以防骨折。
（2）扶持老年人卧床，松解衣服，取出活动义齿，保持呼吸通畅。
（3）将缠有纱布的压舌板或毛巾等软物塞入上下牙齿之间，以防止舌头被咬伤。
（4）抽搐停止后，将头部转向一侧，让唾液和呕吐物流出，清除口腔分泌物，防止窒息。
（5）呼吸未恢复的老年人，立即做人工呼吸，以保证吸入氧气和排出二氧化碳。
（6）吸氧。

3. 对症处理　地西泮（安定）10mg，3～5 分钟静脉注射，若无效，15 钟后重复静脉注射 10mg。

4. 病因治疗

（1）低血糖：立即喂糖水，或 50％葡萄糖 60～100ml，静脉推注，再以 5％～10％葡萄糖液静脉滴注，至病情稳定。

（2）低血钙：给予 10％葡萄糖酸钙 10～20ml，静脉缓慢推注，必要时 4～6 小时重复一次。

5. 预防措施

（1）针对病因预防：原发癫痫的老年人应长期坚持服用抗癫痫药，如苯妥英钠；患糖尿病的老年人要根据血糖情况调整饮食和用药；低血钙老年人要适量口服"钙片"和鱼肝油，多晒太阳。

（2）有抽搐发作史老年人外出时，必须有人陪同。

第十九节　睡眠障碍的护理要点

老年人睡眠障碍，主要表现在入睡困难，睡眠不安定，易醒，觉醒次数增加，睡眠呈现阶段化，深睡时间减少。

护理要点

1. 忌睡前进食：睡前进食，加重肠胃负担，影响全身休息，有损健康。
2. 忌睡前饮浓茶和咖啡：浓茶、咖啡属刺激性饮料，睡前饮用导致入睡困难。
3. 忌睡前讲话：睡前讲话使大脑兴奋，思想活跃，影响睡眠。
4. 忌当风而睡：房间要保持空气流通，但不要让风直接吹到老人身体。
5. 忌寝室嘈杂和强光：嘈杂和强光干扰入睡，要为老人创造一个安静的睡眠环境。
6. 药物治疗：执行医嘱。

第二十节　昏迷的护理要点

昏迷是意识完全丧失的一种严重情况。病人对语言无反应，吞咽反射、角膜反射、瞳孔对光反射呈不同程度的丧失。常见昏迷有二种：一种是病人突然出现昏迷；另一种是病人因脑血管病或全身疾病已经昏迷一定时期，病情稳定后需要恢复和休养。做好这两种昏迷病人的护理是老年护理工作重点。

护理要点

（一）突然昏迷患者的护理

1. 立即报告医生。
2. 鉴别昏迷　用棉芯轻触病人角膜，正常人会出现眨眼动作，无反应者则是昏迷病人。

3. 抢救

（1）平卧，头歪向一侧，清除口腔异物，保持呼吸道通畅。

（2）取出活动义齿，防止误入气管。

（3）保暖，防止受凉。

（4）禁食。

（5）吸氧。

（6）开通静脉通道，以治疗原发病或对症处理。

（7）密切观察生命体征。

（8）加强保护，防止躁动不安者意外受伤。

（二）长期昏迷患者的护理

1. 保持呼吸道通畅

（1）注意保暖，防止缺氧，防止受凉。

（2）病人取头部后仰位，使面部转向一侧，利于呼吸道分泌物引流。

（3）及时吸出或抠出病人口中痰液、分泌物和呕吐物。

（4）每 2～3 小时翻身叩背一次，预防肺部感染。

2. 饮食护理

（1）给予高热量、易消化、流质食物。

（2）吞咽困难者给予鼻饲。

（3）鼻饲食物可为牛奶、米汤、菜汤、肉汤和果汁水等。

（4）可将牛奶、鸡蛋、淀粉、菜汁等调配在一起，制成稀粥状的混合奶，为病人鼻饲。

（5）每次鼻饲量 200～350ml，4～5 次/日，对鼻饲餐具加强清洗和消毒。

3. 预防压疮

（1）及时更换潮湿的床单、被褥和衣服。

（2）每 2～3 小时翻身一次。

4. 预防烫伤

（1）长期昏迷患者末梢循环差，冬季手、脚发凉，可给予热水袋取暖。

（2）使用热水袋取暖时，温度不可高于 50℃，置于两层被子之间，以免发生烫伤。

5. 防止便秘

（1）每天适量给予香蕉、蜂蜜和含纤维素多的食物。

（2）每日早晚按摩患者腹部。

（3）大便干燥者，服用缓泻药，必要时使用开塞露或人工排便。

6. 防止尿路感染

（1）对自行排尿病人，要及时更换尿湿的衣服、床单、被褥。

（2）对保留导尿病人，要定期更换导尿管。

（3）清理病人尿袋时要注意无菌操作。

（4）帮助病人翻身时，不可将尿袋高于病人卧位水平，以免尿液反流造成泌尿系感染。

7. 防止坠床

（1）对躁动不安的病人安装床挡，必要时使用约束保护，防止病人坠床摔伤。

（2）使用约束措施前与家属沟通，取得家属理解。

8. 预防结膜炎和角膜炎　对眼睛不能闭合病人，可涂用抗生素眼膏并加盖湿纱布，以预防结膜炎和角膜炎的发生。

9. 一般护理　每天早晚及饭后进行口腔护理，每周擦澡1～2次，每日清洗外阴1次，隔日洗脚1次。

10. 控制感染　执行医嘱。

第二十一节　跌倒的护理要点

跌倒是我国65岁以上老年人伤害死亡的首位原因。发现老年人跌倒时应该怎么办？卫生部2011年9月6日公布的《老年人跌倒干预技术指南》提出：不要急于扶起，要分情况进行处理。

老年人跌倒既有内在的危险因素，也有外在的危险因素，老年人跌倒是多因素交互作用的结果。

1. 内在危险因素　步态的稳定性下降和平衡功能受损；视觉、听觉、触觉、前庭及本体感觉敏感度下降；中枢神经系统的退变使智力、肌力、肌张力、感觉、反应能力下降；老年人骨骼、关节、韧带及肌肉的结构、功能损害和退化等都是增加老年人跌倒的危险因素。

2. 病理因素

（1）神经系统疾病：卒中、帕金森病、脊椎病、小脑疾病、前庭疾病、外周神经系统病变等。

（2）心血管疾病：直立性低血压、脑梗死、小血管缺血性病变等。

（3）影响视力的眼部疾病：白内障、偏盲、青光眼、黄斑变性等。

（4）心理及认知因素：痴呆和抑郁症等。

（5）其他：昏厥、眩晕、惊厥、偏瘫、足部疾病及足或脚趾的畸形等都会影响机体的平衡功能、稳定性、协调性的紊乱；感染、肺炎及其他呼吸道疾病、血氧不足、贫血、脱水以及电解质平衡紊乱均会导致机体的代偿能力不足，常使机体的稳定能力受损；老年人泌尿系统疾病或其他因伴随尿频、尿急、尿失禁等症状而匆忙去洗手间或排尿性晕厥等也会增加跌倒的危险性。

3. 药物因素

（1）精神类药物：抗抑郁药、抗焦虑药、催眠药、抗惊厥药、安定药等。

（2）心血管药物：抗高血压药、利尿剂、血管扩张药等。

（3）其他：降糖药、非甾体类抗炎药、镇痛剂、多巴胺类药物、抗帕金森病药等，可以影响人的神智、精神、视觉、步态、平衡等方面而引起跌倒。

4. 心理因素　沮丧、抑郁、焦虑、情绪不佳及其导致的与社会的隔离均增加跌倒的危险。

5．外在危险因素

（1）环境因素：昏暗的灯光，湿滑、不平坦的路面，在步行途中的障碍物，不合适的家具高度和摆放位置，楼梯台阶，卫生间没有扶拦、把手等都可能增加跌倒的危险，不合适的鞋子和行走辅助工具也与跌倒有关。

（2）室外的因素：包括台阶和人行道缺乏修缮，雨雪天气、拥挤等都可能引起老年人跌倒。

（3）社会因素：老年人的教育和收入水平、卫生保健水平、享受社会服务和卫生服务的途径、室外环境的安全设计，以及老年人是否独居、与社会的交往和联系程度都会影响其跌倒的发生率。

护理要点

（一）老年人自己如何起身

1．如果是背部先着地，应弯曲双腿，挪动臀部到放有毯子或垫子的椅子或床铺旁，然后使自己较舒适地平躺，盖好毯子，保持体温，如可能要向他人寻求帮助。

2．休息片刻，等体力准备充分后，尽力使自己向椅子的方向翻转身体，使自己变成俯卧位。

3．双手支撑地面，抬起臀部，弯曲膝关节，然后尽力使自己面向椅子跪立，双手扶住椅面。

4．以椅子为支撑，尽力站起来。

5．休息片刻，部分恢复体力后，打电话寻求帮助——最重要的就是报告自己跌倒了。

（二）老年人跌倒的现场处理

发现老年人跌倒，不要急于扶起，要分情况进行处理：

1．对意识不清老年人，立即拨打急救电话

（1）有外伤、出血，立即止血、包扎。

（2）有呕吐，将头偏向一侧，并清理口、鼻腔呕吐物，保证呼吸通畅。

（3）有抽搐，移至平整软地面或身体下垫软物，防止碰、擦伤，必要时牙间垫较硬物，防止舌咬伤，不要硬掰抽搐肢体，防止肌肉、骨骼损伤。

（4）如呼吸、心搏停止，应立即进行胸外心脏按压、口对口人工呼吸等急救措施。

（5）如需搬动，保证平稳，尽量平卧。

2．对意识清楚老年人

（1）询问老年人跌倒情况及对跌倒过程是否有记忆，如不能记起跌倒过程，可能为晕厥或脑血管意外，应立即护送老年人到医院诊治或拨打急救电话。

（2）询问是否有剧烈头痛或出现口角歪斜、言语不利、手脚无力等提示脑卒中的情况，如有，立即扶起老年人可能加重脑出血或脑缺血，使病情加重，应立即拨打急救电话。

（3）有外伤、出血，立即止血、包扎并护送老年人到医院进一步处理。

（4）查看有无肢体疼痛、畸形、关节异常、肢体位置异常等提示骨折情形，如无相关专业知识，不要随便搬动，以免加重病情，应立即拨打急救电话。

（5）查询有无腰、背部疼痛，双腿活动或感觉异常及大小便失禁等提示腰椎损害情形，如无相关专业知识，不要随便搬动，以免加重病情，应立即拨打急救电话。

（6）如老年人试图自行站起，可协助老人缓慢起立，坐、卧休息并观察，确认无碍后方可离开。

（7）如需搬动，保证平稳，尽量平卧休息。

（8）发生跌倒均应在家庭成员/家庭保健员陪同下到医院诊治，查找跌倒危险因素，评估跌倒风险，制订防止措施及方案。

思 考 题

1. 高血压危象的护理要点是什么？
2. 休克的护理要点是什么？
3. 发热的护理要点是什么？
4. 老人跌倒后的护理要点是什么？
5. 水肿的护理要点是什么？

第七章 老年基础护理工作规范

本章重点概述

基础护理是指临床各专科护理的基础，是基本生活需要的照顾，如皮肤卫生、口腔清洁、指甲的修剪、头发、外阴的清洁和床单元的清洁等，由护士运用护理技术来实施，在护理过程中要始终贯穿"以病人为中心"的整体护理，为爱心护理院的住院老人解决问题。

第一节 床单位整理护理

一、工作目标

保持床单位清洁，增强老年人舒适感。

二、工作要点

1. 遵循标准预防、安全、节力的原则。
2. 按需要准备用品。
3. 告知老人工作目的，取得老人配合。
4. 对老人进行评估，根据患者的病情、年龄、体重、意识，有无创伤、引流管，有无大小便失禁和活动及合作能力，采取相应方法进行床单位整理。
5. 注意保护老人隐私，避免牵拉引流管或导管，协助活动不便的患者翻身或转移下床，采用湿扫法整理床单位。
6. 操作过程中，密切观察老人病情变化，保证老人安全，发现异常及时处理。
7. 整理完毕，转移老人卧床，采取舒适体位。为躁动不安、易发生坠床的老人上好床挡，或者采取其他安全措施。
8. 按操作规程更换污染的床单位。

三、工作标准

1. 老人和家属知晓护士的告知事项，对服务满意。
2. 床单位整洁，老人安全舒适，卧位符合病情要求。
3. 操作过程规范、准确、轻柔、快捷。

第二节　头面部清洁护理

一、工作目标

老人面部清洁滋润，头发干净整齐。

二、工作要点

1. 遵循标准预防、安全、节力的原则。
2. 按需要准备用品。
3. 告知老人工作目的，取得老人配合。
4. 对老人进行评估，根据患者的病情、意识、生活自理能力及个人卫生习惯，选择老人喜欢的方式进行面部清洁和梳头。
5. 与老人沟通，协助患者取舒适体位，嘱若有不适及时告知护士。
6. 操作过程中，密切观察老人病情变化，发现异常及时处理。
7. 梳洗完毕，涂擦面霜，防止面部皮肤干燥。
8. 保持床单位清洁干燥。

三、工作标准

1. 老人和家属知晓护士的告知事项，对服务满意。
2. 老人安全舒适，面部清洁滋润，头发干净整齐。
3. 操作过程规范、准确、轻柔、快捷。

第三节　口腔清洁护理

一、工作目标

去除口腔异味和残留物质，保持口腔清洁湿润，预防和治疗口腔感染。

二、工作要点

1. 遵循查对制度，符合标准预防、安全、节力的原则。
2. 按需要准备用品。
3. 告知老人工作目的，取得老人配合。
4. 对老人进行评估，明确有无插管、溃疡、感染、出血等，根据老人的口腔情况，为老人进行口腔护理。
5. 遵照医嘱，选择合适的口腔护理溶液及器材进行口腔护理。昏迷患者禁止漱口，应用干湿度适宜的棉球进行擦洗；对昏迷、不合作、牙关紧闭的患者使用开口器、压舌板等，使用时，从臼齿处放入。

6. 使用漱口液时，必须由护士协助、指导正确的漱口方法，避免呛咳或误吸。

7. 鼓励有自理能力的患者自行刷牙。

8. 有活动义齿，应先取下再进行操作，活动义齿禁用热水浸泡，避免变形。

9. 每次夹取一个棉球，严防棉球遗漏口中。

10. 操作前后清点核对棉球数量，避免清洁、污染物交叉混淆。

11. 操作过程中，密切观察老人病情，发现异常及时处理。

三、工作标准

1. 老人和家属知晓护士的告知事项，对服务满意。

2. 老人安全舒适，口腔卫生得到改善，黏膜、牙齿无损伤。

3. 操作过程规范、准确、轻柔、快捷。

第四节　会阴清洁护理

一、工作目标

协助女性患者清洁会阴，增加舒适感，预防或减轻感染。

二、工作要点

1. 遵循标准预防、清洁、消毒、安全、节力的原则。

2. 按需要准备用品，水温 40℃。

3. 会阴冲洗，环境温度适宜，寒冷天气注意保暖。

4. 告知老人工作目的，取得老人配合。

5. 对老人进行评估，根据老人意识、会阴部有无伤口、有无失禁和留置导尿管等情况，确定会阴护理方法，注意保护老人隐私。

6. 保持床单位清洁干燥。

7. 操作过程中，密切观察老人病情变化，发现异常及时处理。

三、工作标准

1. 老人和家属知晓护士的告知事项，对服务满意。

2. 老人安全舒适，会阴部清洁，黏膜无损伤。

3. 操作过程规范、准确、轻柔、快捷。

第五节　足部清洁护理

一、工作目标

保持老人足部清洁，增加舒适感。

二、工作要点

1. 遵循标准预防、安全、节力的原则。
2. 按需要准备用品，水温40℃。
3. 告知老人工作目的，取得老人配合。
4. 对老人进行评估，根据老人病情、足部皮肤情况，选择适宜的清洁方法。
5. 协助老人取舒适体位，操作过程中与老人沟通，了解老人感受及需求，密切观察老人病情变化，发现异常及时处理。
6. 清洗完毕，涂擦润肤霜，防止足部皮肤皲裂。
7. 保持床单位清洁干燥。

三、工作标准

1. 老人和家属知晓护士的告知事项，对服务满意。
2. 老人安全舒适，足部清洁。
3. 操作过程规范、准确、轻柔、快捷。

第六节　进食护理

一、工作目标

协助老人进食，保证营养和安全。

二、工作要点

1. 遵循标准预防、安全、节力的原则。
2. 按需要准备用品。
3. 协助老人取舒适体位，卧床老人头部抬高30°。
4. 告知老人工作目的，取得老人配合。
5. 对老人进行评估，根据老人的病情、吞咽的情况、自行进食的能力，选择饮食种类和数量帮助老人进食。
6. 提前明确老人有无餐前、餐中用药，以保证治疗效果。
7. 护理过程中与老人沟通，如有治疗饮食、特殊饮食按医嘱给予指导。
8. 进食过程中，护士应注意食物温度、软硬度及老人的咀嚼和吞咽能力，密切观察老人病情变化，发现呛咳、恶心、呕吐等异常表现，及时处理。
9. 进餐完毕，及时清理用品、清洁老人口面部，整理床单位，保持适当体位。
10. 为需要掌握出入量的老人，准确记录进食时间、种类、食物数量及含水量等。
11. 老人延迟进食时，护士要进行交接班。

三、工作标准

1. 老人和家属知晓护士的告知事项，对服务满意。
2. 老人安全舒适，在规定时间内，按计划种类和数量，顺利进食。
3. 操作过程规范、轻柔、准确。

第七节　翻身护理

一、工作目标

协助被动卧位患者更换体位，以减轻局部组织的压力，预防压疮；对不能有效咳痰的患者进行拍背，促进痰液排出，保持呼吸道通畅。

二、工作要点

1. 遵循标准预防、安全、节力的原则。
2. 根据老人病情，评估翻身的方式，间隔的时间、身体的位置、皮肤的减压用具等，根据评估制订服务计划。
3. 告知老人工作目的，取得老人配合。
4. 每次翻身前再评估老人的年龄、体重、病情、肢体活动能力、有无创伤、引流管、骨折和牵引等。拍背前评估患者心脏功能，有咯血、气胸、肋骨骨折、肺水肿、低血压等，禁止背部叩击。
5. 操作过程中，避免牵拉引流管或导管。避免拖拉，以保护骨骼、肌肉、皮肤不受损伤。
6. 翻身后老人体位应符合病情需要，适当使用护垫等减压用具。
7. 根据病情需要，翻身时同时给予拍背，促进排痰。叩背原则：从下至上、从外至内，背部从第十肋间隙、胸部从第六肋间隙开始向上叩击至肩部，力度适宜。
8. 护理过程中，密切观察病情变化，有异常表现立即通知医师处理。
9. 正确使用床档，保证老人安全。

三、工作标准

1. 老人和家属知晓护士的告知事项，对服务满意。
2. 老人安全舒适，皮肤、肌肉、骨骼无损伤，导管通畅，卧位正确，能有效引流痰液。
3. 操作过程规范、准确、轻柔、快捷。

第八节　压疮护理

一、工作目标

预防老人发生压疮；促进已发生的压疮愈合。

二、工作要点

1. 遵循标准预防、消毒隔离、无菌技术、安全、节力的原则。

2. 根据"压疮危险因素评估表",评估和确定老人发生压疮的危险程度,制订护理计划,落实预防措施。

3. 与老人家属沟通,为家属提供心理支持及压疮护理的健康指导。

4. 对已患压疮的患者,评估压疮的部位、大小、分期、有无感染等,将分析导致发生压疮的危险因素通知老人家属,并积极进行压疮治疗。

5. 告知老人工作目的,取得老人配合。

6. 按照需要准备用品。

7. 护理过程中,将压疮出现红、肿、痛等感染征象报告医师,请医师处理。

8. 对压疮的护理措施及效果进行记录。

三、工作标准

1. 老人和家属知晓护士告知的压疮危险因素,对服务满意。

2. 老人安全舒适,预防和治疗措施到位,能促进压疮好转和愈合。

3. 护理过程规范、准确、轻柔、有效、快捷。

附:压疮危险因素评估表

姓名	性别	年龄	房间	床号
	4分	3分	2分	1分
精神状态	清醒	淡漠	模糊	昏迷
营养状况	好	一般	差	极差
运动能力	运动自如	轻度受限	重度受限	运动障碍
活动能力	活动自如	扶助行走	依赖轮椅	卧床不起
排泄控制	能控制	尿失禁	大便失禁	二便失禁
循 环	毛细血管再灌注迅速	毛细血管再灌注减慢	轻度水肿	中、重度水肿
使用药物	未使用镇静剂和类固醇	使用镇静剂	使用类固醇	使用镇静剂和类固醇
体 温	正常	低热	中等度热	高热
计 分				
总 分				

备注:

1. 评估表共分八个项目,每项目分四个等级,满分32分

2. 分数越低,发生压疮的危险性越高

3. 评分≤16分时,容易发生压疮,应给予高度重视

4. 评分结果与家属沟通,取得理解和配合

第九节　尿失禁护理

一、工作目标

对失禁的患者进行护理，保持局部皮肤的清洁，增加患者的舒适。

二、工作要点

1. 遵循标准预防、消毒隔离、安全、节力的原则。
2. 评估老人失禁原因。
3. 根据需要准备相应的物品。
4. 告知老人工作目的，取得老人配合。
5. 护理过程中，注意保暖，保护隐私，清洁到位。
6. 遵照医嘱采取相应的保护措施，严重尿失禁老人给予留置导尿，对男性老人可以采用尿套技术。
7. 鼓励指导老人进行膀胱功能及盆底肌的训练。
8. 护理完毕，更换污染床单位。

三、工作标准

1. 老人和家属知晓护士告知的事项，对服务满意。
2. 老人安全舒适，老人局部皮肤和床单位干燥清洁。
3. 护理过程规范、准确、轻柔、快捷。

第十节　床上使用便器护理

一、工作目标

对卧床老人提供便器，满足老人排泄需求。

二、工作要点

1. 遵循标准预防、消毒隔离、安全、节力的原则。
2. 评估老人的自理能力及活动情况，帮助或协助老人使用便器，满足排泄需求。
3. 准备并检查便器，便器表面无破损，无裂痕。
4. 护理过程中，注意保暖，保护隐私；与老人沟通，发现不适，及时处理。
5. 便后观察骶尾部位皮肤，如有压痕和破损，要及时报告、及时处理。
6. 正确处理排泄物，清洁便器和会阴部。

三、工作标准

1. 老人和家属知晓护士告知的事项，对服务满意。

2. 老人安全舒适，局部皮肤和床单位干燥清洁。

3. 护理过程规范、准确、轻柔、快捷。

第十一节　留置导尿管护理

一、工作目标

增进老人舒适，促进功能锻炼，防治留置尿管老人感染。

二、工作要点

1. 遵循标准预防、消毒隔离、无菌技术、安全、节力的原则。

2. 告知老人工作目的，取得老人配合。

3. 评估老人病情、尿管留置时间、尿液颜色、性状、尿量、膀胱功能、有无尿频、尿急、腹痛等症状、有无渗漏等情况。

4. 根据评估结果，准备用品。

5. 对留置尿管的老人进行会阴护理，保持尿管通畅。

6. 留置尿管期间，及时排放尿液，妥善固定尿管及尿袋。尿管留有足够长度，以方便患者的翻身活动；尿袋高度不能超过膀胱位置，防止尿液逆流。协助长期留置尿管的老人进行膀胱功能训练。

7. 根据老人病情，鼓励摄入适量液体。

8. 定期更换尿管和尿袋。

9. 拔管后护理：拔管后鼓励患者多饮水，观察患者自主排尿情况，发现排尿困难，有尿潴留存在，报告医师及时处理。

三、工作标准

1. 老人和家属知晓护士告知的事项，对服务满意。

2. 老人安全舒适，留置尿管期间会阴部清洁，尿管通畅，床单位干燥清洁。

3. 护理过程规范、准确、轻柔、快捷。

第十二节　床上擦浴护理

一、工作目标

使不能进行沐浴的老人保持身体的清洁与舒适。

二、工作要点

1. 遵循标准预防，安全、节力的原则。

2. 评估老人病情、生活能力及皮肤完整性等，选择适当时间进行温水擦浴。

3. 告知老人工作目的，取得老人配合。

4. 根据需要，准备用品。

5. 房间温度适宜，保护老人隐私，尽量减少暴露，注意保暖。

6. 保持水温适宜，擦洗的方法和顺序正确。

7. 护理过程中观察老人反应，注意保护伤口和各种导管。发现寒战、苍白、呼吸急促时立即停止擦浴，报告医师给予处理。

8. 擦浴后为老人穿、盖整齐，观察反应，检查和固定各种导管，保持通畅。必要时涂擦护肤霜，避免老人皮肤干燥。

9. 保持床单位清洁干燥，处理老人更换的污染衣物。

三、工作标准

1. 老人和家属知晓护士告知的事项，对服务满意。

2. 老人安全舒适，身体和床单位干燥清洁。

3. 护理过程规范、准确、轻柔、快捷。

第十三节　更衣护理

一、工作目标

使老人衣服清洁干燥，满足舒适的需要。

二、工作要点

1. 遵循标准预防，安全、节力的原则。

2. 评估老人病情、意识、肌力、移动能力、合作能力、有无肢体偏瘫、创伤、引流管等。

3. 根据老人的型体和爱好，选择合适干净的衣服，注意保护老人隐私。

4. 告知老人工作目的，取得老人配合。

5. 根据老人病情采取不同的更衣方法：病情稳定者采取半坐卧位或坐位更换；卧床老人采取轴式翻身法更换。

6. 更衣原则

（1）脱衣方法：无肢体活动障碍时，先近侧，后远侧；一侧肢体活动障碍时，先健侧，后患侧。

（2）穿衣方法：无肢体活动障碍时，先远侧，后近侧；一侧肢体活动障碍时，先患侧，后健侧。

7. 更衣过程中，注意保暖，注意保护伤口和各种导管。

8. 更衣可与温水擦浴、会阴护理等同时进行。

9. 更衣完毕，保持床单位整洁，及时处理污染衣物。

三、工作标准

1. 老人和家属知晓护士告知的事项，对服务满意。
2. 老人安全舒适，老人衣服和床单位干净整齐。
3. 护理过程规范、准确、轻柔、快捷。

第十四节　床上洗头护理

一、工作目标

保持卧床老人头发清洁、整齐，感觉舒适。

二、工作要点

1. 遵循标准预防、安全、节力的原则。
2. 对老人进行评估，根据病情、意识、头发清洁度，自理能力及个人卫生习惯，选择时间进行床上洗头。
3. 告知工作目的，取得老人配合。
4. 准备用品，选择合适体位，保持水温40℃。房间温度适宜，注意保暖。
5. 用指腹揉搓头皮和头发，力量适中，避免抓伤；保护眼睛和耳朵，避免进水和洗发液刺激。
6. 操作过程中，观察老人反应并沟通，了解老人需求并解决，发现异常和不适要及时处理。
7. 保护伤口和各种导管。
8. 清洗完毕，及时擦干或吹干头发，防止老人受凉。
9. 保持床单位清洁干燥。

三、工作标准

1. 老人和家属知晓护士告知的事项，对服务满意。
2. 老人安全舒适，老人头发、衣服和床单位干净整齐。
3. 护理过程规范、准确、轻柔、快捷。

第十五节　指/趾甲护理

一、工作目标

保持老人指/趾甲清洁，长度适宜。

二、工作规范要点

1. 遵循标准预防、安全、节力的原则。

2. 对老人进行评估，根据老人的病情、意识、自理能力及个人卫生习惯，指/趾甲的长度、是否病甲等，选择护理方式。

3. 选择合适的指甲刀。

4. 告知工作目的，取得老人配合。

5. 指/趾甲护理包括：清洁、修剪、锉平。

6. 修剪过程中，与患者沟通，避免损伤甲床及周围皮肤。对于特殊老人，如糖尿病患者或有循环障碍的患者要谨慎对待；对于指/趾甲过硬者，可先在温水中浸泡10～15分钟，软化后再进行修剪。

7. 操作时出现异常及时处理，操作后保持床单位整洁。

三、工作标准

1. 老人和家属知晓护士告知的事项，对服务满意。

2. 老人安全舒适，老人头发、衣服和床单位干净整齐。

3. 护理过程规范、准确、轻柔、快捷。

第十六节　安全管理

一、工作目标

评估住院老人的危险因素，采取相应措施，预防不安全事件发生。

二、工作要点

1. 遵循标准预防、安全的原则。

2. 对住院老人进行评估，对存在跌倒、坠床、烫伤等危险因素的老人采取相应的预防措施。

3. 根据评估结果对老人进行安全指导，嘱老人注意自身安全，提高自我防范意识。

4. 对老人提供安全的住院环境，采取有效措施，消除环境不安全因素，降低风险。

三、工作标准

1. 老年人和家属知晓护士告知的事项，对服务满意。

2. 老年人住院期间无不良事件发生。

思 考 题

1. 口腔清洁护理的要点及标准是什么？

2. 进食护理的要点及标准是什么？

3. 压疮护理的要点及标准是什么？

4. 床上擦浴的护理要点及标准是什么？

5. 安全管理的工作要点及标准是什么？

第八章 老年常用护理治疗操作流程

本章重点概述

护理工作流程的设置不仅是爱心护理院管理的需要，也是护理质量控制的需要，更是护理学科发展的需要。创建工作流程的现实意义在于优化了临床护理管理，实现了护理工作的科学性、标准化和规范化。根据爱心护理院实际工作，本章重点介绍了老年常用护理治疗操作流程，规范护理工作。

第一节 入院流程

项目		技术操作要求
操作前准备		1. 护士衣帽整齐，仪表端庄 2. 洗手，戴口罩
操作过程	护士	1. 接待老年人 2. 登记 3. 安排床位 4. 测体温、脉搏、呼吸、血压，进行心电图检查 5. 洗手，记录
	医生	1. 采集病史 2. 体检 3. 初步诊断 4. 治疗方案 5. 开辅助检查单 6. 与家属沟通，家属签订知情同意书
	护士	1. 通知患者饮食、排泄、辅助检查等注意事项 2. 进行当天治疗
操作后处理		1. 洗手 2. 执行签字
备注		与家属沟通要遵循尊重、诚信、同情、耐心的原则

第二节　换床流程

项目		技术操作要求
操作前准备		1. 护士衣帽整齐，仪表端庄 2. 洗手，戴口罩
操作过程	接收医嘱	1. 主班护士接收换床医嘱 2. 通知分管护士
	通知患者及家属	通知老年人及家属，并做好解释
	换卡	1. 换一览卡、电脑床位、病历 2. 换所有治疗卡上的房间号、床号 3. 换输液、口服药、注射药治疗卡及各种检查卡
	搬运患者	1. 搬运老年人 2. 换床边卡、饮食卡、翻身卡、护理级别标志、执行单等
操作后处理		1. 整理床单位及老年人物品 2. 洗手
备注		1. 注意当天和第二天的补液、口服药、注射药、检验单、标本采集管等是否与新房间号和新床号相符 2. 核对医嘱时，核对所有治疗卡、检验单、标本采集管等是否与新房间号和新床号相符

第三节 血压测量流程

项目		技术操作要求
操作前准备		1. 护士洗手，戴口罩，备齐用物 2. 将备用物品带至老年人床旁 3. 向老年人解释 4. 老年人安静休息 15～30 分钟
操作过程	测血压	1. 老年人取坐位或卧位 2. 脱下老年人一侧衣袖 3. 使老年人肘部伸直，手掌向上 4. 放平血压计于上臂旁 5. 驱尽袖带内空气缠于上臂中部 6. 将听诊器置于肱动脉搏动处 7. 打开血压计水银柱开关 8. 关闭气囊开关 9. 打气至肱动脉搏动音消失再升高 20～30mmHg 10. 缓慢放气听肱动脉第一声搏动，此刻度为收缩压 11. 继续听搏动声突然变弱或消失，此刻度为舒张压 12. 排尽袖带内空气，松开袖带 13. 关闭血压计水银柱开关 14. 协助老年人穿衣 15. 整理用物，带回原处
操作后处理		1. 洗手 2. 将血压的数值记录于体温单相应栏内
备注		1. 肱动脉、心脏、血压计零点位于同一水平 2. 袖带缠手臂时应平整、无折、松紧适宜，袖带下缘距肘窝 2～3cm 处 3. 一般右上肢血压高于左上肢，因右侧肱动脉来自主动脉弓的第一大分支无名动脉，左侧肱动脉来自动脉弓的第三大分支左锁骨下动脉，由于能量稍有消耗，故测得压力稍低 2～4mmHg 4. 操作全过程，遵循标准预防、节力、安全的原则

第四节　体温、脉搏、呼吸测量流程

项目		技术操作要求
操作前准备		1. 护士洗手，戴口罩，备齐用物 2. 将备用物品带至老年人床旁 3. 向老年人解释
操作过程	测体温	1. 根据病情选择测量体温的方法 2. 将体温表置于老年人舌下、腋下或肛门内 3. 口温测量 7～8 分钟，腋温测量 10 分钟，肛温测量 3 分钟 4. 取出体温表 5. 用纱布擦净体温表，查看度数 6. 甩下水银至 35℃ 以下，放入容器中浸泡消毒
	测脉搏	1. 协助老年人一侧手臂放在舒适位置 2. 数桡动脉搏动 30 秒
	测呼吸	数呼吸次数 30 秒
操作后处理		1. 将体温数值记录于护理记录单上 2. 将脉搏、呼吸次数乘 2 记录于护理记录单上 3. 清点用品，带回原处消毒备用 4. 洗手 5. 绘制体温、脉搏、呼吸曲线于体温单上
备注		1. 危重老年人的脉搏、呼吸应数 1 分钟 2. 发现脉搏短绌，由两名护士同时测量，一人测心率，一人测脉搏，测量心率者将听诊器置老年人心尖部，同时数 1 分钟 3. 操作全过程，遵循标准预防、节力、安全的原则

第五节 口服给药流程

项目		技术操作要求
操作前准备		1. 护士洗手，戴口罩 2. 执行查对制度 3. 准备用品及药物
操作过程	取药	1. 固体药用药匙取 2. 将水剂摇匀后，按规程用量杯取药
	摆药	1. 与服药单核对后摆药 2. 先摆固体药，后取水剂 3. 与服药卡再次核对 4. 对昏迷、鼻饲等老年人，需将药片研碎
	发药	1. 核对后发药 2. 待老年人服下后方可离开 3. 帮助危重老年人及自服有困难的患者服药 4. 如有延迟服药者，取回药物交班
操作后处理		1. 整理用品，清洗消毒备用 2. 洗手 3. 记录
备注		1. 查对制度 （1）三查：操作前查，操作中查，操作后查 （2）七对：对床号、姓名、药名、浓度、剂量、时间、方法 2. 操作全过程遵循标准预防、节力、安全的原则

第六节　点眼药水操作流程

项目	技术操作要求
操作过程	1. 护士洗手，戴口罩 2. 备齐用物：治疗盘、治疗单、眼药水、无菌镊子、消毒棉球、污物杯等 3. 到老年人床旁，核对床号、姓名、治疗单、药物，向老年人解释；帮助老年人取舒适卧位或坐位 4. 用无菌镊子夹消毒棉球擦净老年人眼部分泌物，将污染棉球放入污物杯 5. 嘱老年人头略向后仰，眼睛向上看 6. 用左手拇指和示指将老年人上下眼睑轻轻分开固定，用右手持眼药水瓶，距离眼睛3cm处，将眼药水1～2滴点入老年人下眼结膜囊内 7. 松开固定的左手，轻提老年人上眼睑，使药液充盈在结膜囊内 8. 立即压住位于眼内角鼻根部的泪囊数分钟，既保证眼睛局部有效药物的浓度，又阻断药水随着鼻泪管流入鼻腔 9. 嘱老年人闭眼，用消毒棉球按摩老年人眼睑，并擦去眼部溢出的药液
操作后处理	1. 将污染棉球放入污物杯 2. 观察用药反应，如无不适，恢复老年人舒适体位 3. 整理用物，按标准预防原则处理所用物品 4. 护士洗手，执行签字，记录
备注	1. 眼药水要专人专用；注意合理用药，不能多点 2. 忌将眼药水直接点在眼角膜上，以免刺激角膜后产生反射性闭眼，使药液溢出 3. 操作全过程遵循标准预防、节力、安全的原则

第七节　点眼药膏操作流程

项目	技术操作要求
操作过程	1. 护士洗手，戴口罩 2. 备齐用物：治疗盘、治疗单、眼药膏、无菌镊子、消毒棉球、污物杯等 3. 到老年人床旁，核对床号、姓名、治疗单、药物，向老年人解释 4. 帮助老年人取卧位或坐位 5. 用无菌镊子夹消毒棉球擦净老年人眼部分泌物，将污染棉球放入污物杯 6. 嘱老年人头略向后仰，眼睛向上看 7. 用左手中指将老年人下眼睑轻轻分开固定，用右手持眼药膏，将眼药膏平挤入老年人下眼结膜囊内 8. 把眼药膏放入治疗盘，左手轻提老年人下眼睑，右手轻提老年人上眼睑，使上下结膜包住眼药膏 9. 嘱老年人闭眼，用消毒棉球按摩老年人眼睑 3 分钟，使眼药膏在结膜内均匀散开，并擦去眼部溢出的眼药膏
操作后处理	1. 将污染棉球放入污物杯 2. 观察用药反应，如无不适，恢复老年人舒适体位 3. 整理用物，按标准预防原则处理所用物品 4. 护士洗手，执行签字，记录
备注	1. 眼药膏要专人专用 2. 给药前注意观察眼药膏瓶口是否光滑，避免擦伤、划伤角膜，对眼睛造成伤害 3. 操作全过程遵循标准预防、节力、安全的原则

第八节　点耳药操作流程

项目	技术操作要求
操作过程	1. 护理员洗手，戴口罩 2. 备齐用物：治疗盘、治疗单、滴耳液、3%过氧化氢（双氧水）、无菌棉签、消毒棉球、污物杯等 3. 到老年人床旁，核对床号、姓名、治疗单、药物，向老年人解释 4. 帮助老年人取半卧位或坐位，将头偏向健侧耳，使健侧耳在下，患侧耳在上 5. 用无菌棉签蘸3%过氧化氢，擦净老年人患侧耳道内分泌物，将污染棉签放入污物杯 6. 左手将老年人患侧耳向上后方轻拉，使耳道变直，右手指持滴耳液瓶，掌根轻置于耳前面部固定 7. 将滴耳液沿耳道后壁向耳道内点入2～3滴后轻压耳屏，使药液流入耳中
操作后处理	1. 保持体位1～2分钟，观察老年人反应 2. 如无不适，取消毒棉球塞住外耳道，协助老年人恢复舒适体位 3. 整理用物，按标准预防原则处理所用物品 4. 护士洗手、执行签字、记录
备注	1. 滴耳液要专人专用 2. 注意合理用药，滴耳液不能多点，以避免不良反应 3. 操作全过程遵循标准预防、节力、安全的原则

第九节　手癣涂药操作流程

项目	技术操作要求
操作过程	1. 护士洗手，戴口罩 2. 备齐用物：治疗盘、治疗单、药物、无菌棉签、一次性手套、污物杯等 3. 到老年人床旁，核对床号、姓名、治疗单、药物，向老年人解释目的 4. 帮助老年人取半卧位或坐位 5. 戴手套，用专用毛巾蘸温水清洁、擦干老年人双手 6. 用无菌棉签蘸药膏均匀涂于患处
操作后处理	1. 协助老年人恢复舒适体位 2. 整理用物，按标准预防原则处理所用物品 3. 护士洗手，执行签字、记录
备注	1. 患处涂药要均匀 2. 涂药后嘱老年人避免触抓患处 3. 操作全过程遵循标准预防、节力、安全的原则

第十节 足癣涂药操作流程

项目	技术操作要求
操作过程	1. 护士洗手，戴口罩 2. 备齐用物：治疗盘、治疗单、药物、无菌棉签、一次性手套、污物杯等 3. 到老年人床旁，核对床号、姓名、治疗单、药物，向老年人解释目的 4. 帮助老年人取半卧位或坐位 5. 戴手套，用专用毛巾蘸温水清洁、擦干老年人双足 6. 用无菌棉签蘸药膏均匀涂于患处
操作后处理	1. 协助老年人恢复舒适体位 2. 整理用物，按标准预防原则处理所用物品 3. 护士洗手，执行签字、记录
备注	1. 患处涂药要均匀 2. 涂药后嘱老年人避免触抓患处 3. 冷天涂药后，用干净中单包裹患足后再盖好被子，避免药物污染被面 4. 操作全过程遵循标准预防、节力、安全的原则

第十一节 疥疮涂药操作流程

项目	技术操作要求
操作过程	1. 用温水、硫磺皂为老年人洗澡 2. 护士洗手，戴口罩 3. 备齐用物：治疗盘、治疗单、药物、无菌棉签、一次性手套、污物杯等 4. 到老年人床旁，核对床号、姓名、治疗单、药物，向老年人解释目的 5. 帮助老年人取半卧位或坐位，脱去衣服 6. 护士戴手套，用无菌棉球蘸药膏从老年人颈部以下均匀涂于全身
操作后处理	1. 为老年人穿好专用衣服，协助老年人恢复舒适体位 2. 整理用物，按标准预防原则处理所用物品 3. 护士洗手，执行签字、记录
备注	1. 每日需要涂药1～2次，连续3～5天，第5天洗澡后再换上清洁衣裤；连续治疗2～3个疗程；治疗后1～2周内如有新皮疹发生需重复治疗 2. 注意保暖 3. 专用衣服要宽大、干净、干燥 4. 注意隔离，避免传染 5. 操作全过程遵循标准预防、节力、安全的原则

第十二节　皮内、皮下、肌内注射流程

项目		技术操作要求
操作前准备		1. 护士洗手，戴口罩 2. 备齐用物至患者床旁 3. 三查七对 4. 向老年人解释，协助取舒适体位 5. 抽药，排气，将注射器放置治疗盘内 6. 选择注射部位 7. 消毒皮肤 8. 左手绷紧皮肤，右手持注射器
操作过程	皮内注射	1. 进针角度——5°角 2. 进针深度——皮内 3. 右手进针 4. 左手拇指固定针栓，推药液 0.1ml 成皮丘 5. 拔针 6. 注射 20 分钟后观察反应，记录结果
	皮下注射	1. 进针角度——30°角 2. 进针深度——皮下 3. 抽动活塞见无回血后固定针栓 4. 注入药液 5. 注射完毕，用干棉签按压针眼，拔针
	肌内注射	1. 进针角度——90°角 2. 进针深度——肌层 3. 抽动活塞见无回血后固定针栓 4. 注入药液 5. 注射毕，用干棉签按压针眼，拔针
操作后处理		1. 协助老年人恢复舒适体位，整理床单位 2. 按标准预防处理所用物品 3. 洗手，执行签字
备注		操作全过程遵循标准预防、节力、安全的原则

第十三节 青霉素过敏试验流程

项目		技术操作要求
操作前准备		1. 护士衣帽整齐，仪表端庄 2. 洗手，戴口罩 3. 评估老年人：询问用药史、过敏史、家族史 4. 备齐用物，另备 0.1‰盐酸肾上腺素、注射器等
操作过程	皮试液配制	1. 青霉素 40 万单位，注入生理盐水 2ml，每 1ml 含青霉素 20 万单位 2. 取 0.1ml 加入生理盐水至 1ml，则 1ml 含青霉素 2 万单位 3. 取 0.1ml 加入生理盐水至 1ml，则 1ml 含青霉素 2000 单位 4. 取 0.1～0.25 ml 加入生理盐水至 1ml，则 1ml 含青霉素 200～500 单位
	皮试	1. 再次询问过敏史 2. 按"皮内注射"在患者前臂掌侧下端注入青霉素皮试液 0.1ml 3. 注射 20 分钟后观察结果 4. 皮试结果判断 （1）阴性：皮丘无改变，周围不红肿，无自觉症状 （2）阳性：皮丘隆起，周围出现红晕硬块，直径＞1cm，或者红晕周围有伪足，伴痒感，严重者发生过敏性休克 5. 记录试验结果 （1）阴性：用蓝钢笔记（一） （2）阳性：用红钢笔记（＋）
操作后处理		1. 按标准预防处理所用物品 2. 洗手
备注		1. 要在有抢救措施情况下，方可进行此操作 2. 注射后，嘱老年人 20 分钟内不能离开 3. 注射后严密观察老年人局部和全身反应

第十四节　静脉注射流程

项目			技术操作要求
操作前准备			1. 护士洗手、戴口罩 2. 备齐用物至患者床旁 3. 三查七对 4. 向老年人解释
操作过程	注射前		1. 抽药，排气，将注射器置于治疗盘内 2. 选择一侧上臂合适静脉 3. 穿刺部位肢体下置垫 4. 距穿刺点上方6cm处扎止血带 5. 嘱老年人握拳 6. 消毒穿刺部位皮肤 7. 左手固定皮肤，右手持针柄
	穿刺		1. 针头斜面向上与皮肤成20°角进针 2. 见回血后再平行进针少许 3. 松止血带，嘱老年人松拳 4. 注入药液
	拔针		注射完毕后，用干棉签按压针眼，拔针
操作后处理			1. 协助老年人恢复舒适体位 2. 整理床单位 3. 按标准预防处理用过物品 4. 洗手、执行签字
备注			操作全过程遵循标准预防、节力、安全的原则

第十五节 输血流程

项目		技术操作要求
操作前准备		1. 抽取老年人血液标本 2. 与申请单一并送化验室作血型交叉试验 3. 取血后两人查对，"三查十对" 4. 备齐一次性输血器等用物，带至老年人床旁
操作过程	密闭输血	1. 同静脉输液法，输入少量 0.9％氯化钠注射液 2. 备血，再次核对 3. 以旋转动作摇匀血液 4. 消毒血袋塞 5. 拔出 0.9％氯化钠瓶塞上的针头插入血袋 6. 调节滴速，30～40 滴/分，观察 15 分钟
	输血完毕	1. 输入少量 0.9％氯化钠注射液 2. 关好调节器，拔针 3. 整理用物 4. 保留贮血袋
操作后处理		1. 协助老年人恢复舒适体位，保持床单位整洁 2. 按标准预防原则处理所用物品 3. 洗手，执行签字，记录
备注		1. 取血后，勿剧烈震荡，避免红细胞破坏，在室温下放置15～20分钟后再输入 2. 执行查对制度，"三查十对" （1）三查：查血液有效期、血液质量、输液装置 （2）十对：受血者姓名、床号、住院号、血型、交叉配血试验结果，供血者姓名、编号、血液种类、剂量、核对采血日期 3. 贮血袋保留 24 小时 4. 贮血袋输血法同密闭式输血 5. 操作全过程遵循标准预防、节力、安全的原则

第十六节　输液反应紧急处理流程

项目	技术操作要求
操作过程	1. 老年人出现输液反应 2. 检查输液情况：输液速度、输液药品、输液质量等 3. 立刻停止输液，通知医生 4. 更换液体、输液器，对症处理 5. 安慰老年人，保持镇静，做好保暖 6. 观察生命体征变化，做好记录 7. 填写药品不良反应报告单 8. 对液体及输液器封存、保留备检
操作后处理	按标准预防原则处理所用物品
备注	1. 保留静脉通道，以备抢救用药 2. 操作全过程遵循标准预防、节力、安全的原则

第十七节　口腔护理操作流程

项目	技术操作要求
操作前准备	1. 护士洗手、戴口罩 2. 备齐用物移至床旁，（口杯、温开水、治疗盘，口腔护理包：内配备消毒方盘 1 个、弯盘 1 个、镊子 1 把、弯血管钳 1 把、干棉球 16 个、治疗巾 1 块、一次性手套 1 副、压舌板 1 根、纸巾 1 张、漱口液、手电筒、干毛巾、润唇膏等），必要时备一次性医用开口器 3. 向老年人解释 4. 老年人取右侧位或头偏右侧，毛巾围于颌下，弯盘置口角旁 5. 检查老年人口腔黏膜 6. 有活动义齿者，取出义齿置于清洁容器内
操作过程	1. 打开口腔护理包；戴手套；将治疗巾置于病人颌下；弯盘置于老年人口角旁；棉球放入消毒盘内，倒入漱口液或温开水 2. 双手操作：一手持镊子，另一手持血管钳；镊子夹棉球，递与血管钳夹紧 3. 先用一个棉球湿润老年人口唇；嘱老年人张口，用压舌板撑开左侧面颊部；依次擦洗左侧牙齿上外侧—上内侧—上咬合面；对侧牙齿上外侧—上内侧—上咬合面；左侧牙齿下外侧—下内侧—下咬合面；下对侧牙齿下外侧—下内侧—下咬合面；硬腭—舌面—舌下。每擦一面都要换干净棉球，污染的棉球放入弯盘内 4. 神智清楚老年人可帮助其用温水漱口 5. 擦洗完毕，用纸巾擦干口唇，撤去弯盘、治疗巾，再用毛巾擦干老年人口周及面部

操作后处理	1. 处理口腔溃疡及口唇干裂，协助老年人恢复舒适体位 2. 温水清洗义齿，置于清水中保存 3. 保持床单位整洁 4. 按标准预防清理所用物品 5. 护士洗手消毒，执行签字，记录
备注	1. 取左侧卧位或头偏向左侧者，擦洗顺序与以上程序中相反 2. 意识不清老年人禁用水漱口 3. 义齿禁用热水清洗，以防变形 4. 操作全过程遵循标准预防、节力、安全的原则

第十八节　鼻饲操作流程

项目		技术操作要求
操作前准备		1. 护士洗手、戴口罩 2. 备齐用物至床旁 3. 解释目的，嘱老年人取坐位或仰卧位 4. 颌下铺治疗巾 5. 测量胃管插入长度 6. 润滑胃管前端
操作过程	插管	1. 盐水棉签清洁一侧鼻孔 2. 自鼻孔插入胃管 50cm 左右 3. 检查胃管是否在胃内 4. 胶布固定
	鼻饲	1. 注入温开水 20ml 2. 注入流质或药液 3. 注入少量温开水清洗胃管 4. 纱布裹好胃管末端、反折、夹紧、固定
	拔管	1. 颌下置弯盘 2. 夹紧胃管开口端置弯盘 3. 轻撕固定胶布 4. 轻稳拔出胃管置弯盘中 5. 清洁口腔，协助老年人取舒适卧位
操作后处理		1. 清洁老年人面部，协助取舒适卧位，保持床单位整洁 2. 按标准预防处理所用物品 3. 洗手，执行签字，记录
备注		1. 胃管插入长度为 45～55cm（约发际到剑突的长度） 2. 鼻饲前要证实胃管在胃内 （1）注射器抽出胃液 （2）将胃管开口端置于水中，无水泡溢出 （3）用注射器注入 10ml 空气，听诊器在胃部听到气过水声 （4）做胃液 pH 检验 3. 鼻饲液温度以 38～40℃为宜 4. 每次鼻饲量不超过 200ml，两次间隔时间不得少于 2 小时 3. 操作全过程遵循标准预防、节力、安全的原则

第十九节　氧气表装卸流程

项目		技术操作要求
操作前准备		1. 备齐用物，检查氧气筒及氧气表各部件 2. 湿化瓶内装冷开水 1/3～2/3 3. 氧气筒置于支架上 4. 打开总开关，清洁气门后迅速关好总开关
操作过程	装氧气表	1. 左手持氧气表略后倾接于氧气筒气门上 2. 用右手初步旋紧 3. 用扳手加固旋紧，使表直立氧气筒旁
	装湿化瓶	1. 将湿化瓶悬挂于氧气表上 2. 将湿化瓶长管的橡胶管接于氧气表出气口 3. 检查流量表的小开关是否关好 4. 打开总开关和流量表小开关，检查各衔接部分是否漏气 5. 检查氧气流出是否通畅 6. 关上流量表开关和总开关并放尽余气 7. 推至老年人床旁待用
	卸氧气表	1. 检查流量表开关和总开关是否关好 2. 卸下湿化瓶 3. 左手托住氧气表，右手持扳手将其卸下
操作后处理		1. 将湿化瓶、氧气表放置妥当 2. 氧气筒推至指定地点 3. 用空氧气筒注明"空"字
备注		操作全过程遵循标准预防、节力、安全的原则

第二十节　鼻导管给氧操作流程

项目		技术操作要求
操作前准备		1. 护士洗手，戴口罩，备齐用物 2. 检查氧气装置是否通畅漏气 3. 氧气筒推至老年人床旁 4. 解释操作目的、准备胶布 5. 清洗鼻腔 6. 连接鼻导管 7. 按需要调节氧流量
操作过程	吸氧	1. 检查氧气流出是否通畅 2. 湿润鼻导管 3. 插管自鼻尖至耳垂 2/3 长度 4. 固定鼻导管于鼻翼两侧及面颊 5. 记录开始用氧时间 6. 观察用氧后反应
	停吸氧	1. 取下鼻导管 2. 关流量表 3. 关总开关 4. 打开流量表放出余气后再关好 5. 记录停止用氧时间
操作后处理		1. 协助老年人恢复舒适卧位 2. 保持老年人面部清洁，保持床单位整洁 3. 按标准预防处理所用物品 4. 洗手，执行签字，记录
备注		1. 急性肺水肿老年人吸氧，湿化瓶内应改用 20%～50% 乙醇 2. 氧气筒内氧气不可用尽，须留 5kg/cm² 3. 操作全过程遵循标准预防、节力、安全的原则

第二十一节　超声雾化吸入操作流程

项目		技术操作要求
操作前准备		1. 护士洗手，戴口罩，备齐用物 2. 水槽内加冷蒸馏水 250ml 3. 雾化罐内备好药液 30～50ml 4. 旋紧罐盖 5. 备齐用品带至老年人床旁 6. 向老年人解释 7. 老年人取舒适卧位
操作过程	超声雾化吸入	1. 接通电源预热 3～5 分钟 2. 打开雾化开关 3. 按需调节雾量 4. "口含嘴"放入老年人口中吸入 20～30 分钟 5. 治疗完毕关雾化开关 6. 关电源开关 7. 协助老年人恢复舒适卧位 8. 保持老年人面部清洁，保持床单位整洁
操作后处理		1. 放掉水槽内水 2. 对雾化罐和"口含管"进行消毒 3. 按标准预防处理所用物品 4. 洗手，执行签字，记录
备注		1. 可用面罩吸入 2. 操作全过程遵循标准预防、节力、安全的原则

第二十二节　氧气雾化吸入操作流程

项目		技术操作要求
操作前准备		1. 护士洗手，戴口罩，备齐用物 2. 备好药物注入雾化器内 3. 带用品至老年人床旁 4. 向老年人解释 5. 安置老年人舒适体位 6. 指导老年人漱口、配合
操作过程	氧气雾化吸入	1. 雾化器下端与氧气筒橡胶管连接 2. 调节氧流量6～10升/分 3. 老年人或养老护士手持雾化器 4. 喷气管放入老年人口内舌中部，闭紧双唇 5. 呼气时，手指松开出气口 6. 吸气时，手指按住出气口 7. 药液吸完后取出雾化罐，关闭氧气筒
操作后处理		1. 按标准预防处理所用物品 2. 对雾化器进行消毒 3. 洗手，执行签字，记录
备注		操作全过程遵循标准预防、节力、安全的原则

第二十三节　电动吸引器吸痰操作流程

项目		技术操作要求
操作前准备		1. 护士洗手，戴口罩，备齐用物 2. 备用物品带至老年人床旁 3. 向老年人解释 4. 接通电源，打开开关，调节压力 5. 试吸导管是否通畅 6. 关闭开关备用
操作过程	吸痰	1. 侧转老年人头部，帮助昏迷老年人张口 2. 打开吸引器开关 3. 夹持吸痰管插入口腔、鼻腔吸引 4. 由深部左右旋转向上提出方法吸痰 5. 观察老年人面色及呼吸情况 6. 关好开关 7. 用纱布擦净面部分泌物 8. 观察黏膜有无损伤 9. 置吸痰管于床旁，清理用物

操作后处理	1. 脱去手套，协助老年人恢复舒适体位 2. 保持床单位整洁 3. 按标准预防处理所用物品 4. 洗手，执行签字，记录
备注	1. 压力：成人 400mmHg 2. 每次吸痰时间不超过 15 秒，间隔 3～5 分钟 3. 操作全过程遵循标准预防、节力、安全的原则

第二十四节　气管切开伤口换药操作流程

项目		技术操作要求
操作前准备		1. 护士洗手，戴口罩，备齐用物 2. 备用物品带至老年人床旁 3. 向老年人解释，安置老年人舒适体位 4. 评估老年人病情、气管切开伤口外周皮肤情况 5. 观察老年人套管是否正常；检查系带松紧度适宜，无死结
操作过程	换药	1. 在老年人颈、肩下铺治疗巾 2. 护士戴手套 3. 用盐水棉球湿润套管下所垫纱布 4. 取纱布垫和处理污染纱布，消毒伤口及周围皮肤 5. 将无菌纱布剪开 2/3 6. 纱布垫置于气管套管下 7. 操作中随时观察老年人耐受情况 8. 必要时给予吸痰，保持呼吸道通常 9. 套管口盖盐水湿纱布 10. 取出垫于颈部、肩下的治疗巾
操作后处理		1. 脱去手套，协助老年人恢复舒适体位 2. 保持床单位整洁 3. 按标准预防处理所用物品 4. 洗手，执行签字，记录
备注		操作全过程遵循标准预防、节力、安全的原则

第二十五节　气管切开套管内吸痰操作流程

项目		技术操作要求
操作前准备		1. 护士洗手，戴口罩，备齐用物 2. 备用物品带至老年人床旁 3. 向老年人解释 4. 接通电源，打开开关，调节压力 5. 试吸导管是否通畅 6. 关闭开关备用
操作过程	气管内吸痰	1. 了解老年人病情、呼吸状态及痰液情况 2. 夹持吸痰管插入气管切开套管处吸引 3. 由深部左右旋转向上提出方法吸痰 4. 观察老年人面色及呼吸情况 5. 关好开关 6. 用纱布擦净面部分泌物 7. 置吸痰管于床旁，清理用物
操作后处理		1. 脱去手套，协助老年人恢复舒适体位 2. 保持床单位整洁 3. 按标准预防处理所用物品 4. 洗手，执行签字，记录
备注		1. 压力：成人 400mmHg 2. 每次吸痰时间不超过 15 秒，间隔 3～5 分钟 3. 操作全过程遵循标准预防、节力、安全的原则

第二十六节　膀胱冲洗操作流程

项目		技术操作要求
操作前准备		1. 护士洗手，戴口罩，备齐用物 2. 备用物品带至老年人床旁 3. 向老年人解释，嘱其排便、排尿 4. 留置导尿者放尽尿液 5. 夹紧导尿管
操作过程	注射器冲洗法	1. 消毒导尿管外口周围 2. 注洗器吸取冲洗液注入膀胱 3. 缓慢吸出膀胱内液体 4. 反复冲洗吸出
	输液瓶冲洗法	1. 消毒导尿管外口周围 2. 接上无菌膀胱冲洗装置 3. 夹紧引流管开放冲洗管 4. 溶液滴入膀胱 200～300ml（对长期留置导尿患者酌情减量，避免溢尿） 5. 保留溶液 30 分钟 6. 夹紧冲洗管，开放引流管，排尽冲洗液 7. 反复冲洗引流
操作后处理		1. 保持床单位整洁 2. 协助老年人恢复舒适体位 3. 按标准预防处理所用物品 4. 洗手，执行签字，记录冲洗量及尿量
备注		1. 输液瓶高度距离老年人骨盆 1 米左右 2. 操作全过程遵循标准预防、节力、安全的原则

第二十七节　女病人导尿操作流程

项目		技术操作要求
操作前准备		1. 护士洗手，戴口罩，备齐用物 2. 备用物品带至老年人床旁 3. 向患者解释，关闭门窗，遮挡 4. 协助老年人取仰卧屈膝位，双膝外展 5. 脱对侧裤腿盖近侧腿上 6. 盖被包住对侧，露出外阴 7. 小橡胶单和治疗巾垫于臀下 8. 清洗老年人外阴
操作过程	外阴消毒	1. 弯盘靠近会阴处 2. 换药碗放于两腿间 3. 戴手套，右手持血管钳 4. 消毒外阴及尿道口 5. 消毒完毕，弯盘置于床尾
	导尿	1. 导尿包置于两腿间打开 2. 碘伏消毒棉球置于小药杯内 3. 戴无菌手套，铺洞巾，下缘接治疗巾 4. 润滑导尿管前端 5. 左手分开小阴唇并固定，消毒尿道口 6. 右手持钳夹导尿管，插入尿道 4～6cm 7. 见尿液流出，再插入 1cm 并固定 8. 无菌碗接取尿液，撤去洞巾，擦净外阴 9. 导尿完毕，拔出导尿管，如需留置尿管，尿管末端接集尿袋
操作后处理		1. 协助老年人恢复舒适体位 2. 保持床单位整洁 3. 按标准预防处理所用物品 4. 洗手，执行签字，记录冲洗量及尿量；必要时留取标本送检
备注		1. 注意保暖 2. 外阴消毒顺序：自上而下，由外向内，每只棉球限用一次 3. 尿道口消毒顺序：自上而下，由内向外，消毒两次，每只棉球限用一次 4. 操作全过程遵循标准预防、节力、安全的原则

第二十八节　男病人导尿操作流程

项目		技术操作要求
操作前准备		1. 护士洗手，戴口罩，备齐用物 2. 备用物品带至老年人床旁 3. 向老年人解释，关闭门窗，遮挡 4. 协助老年人仰卧，双腿平放略分开 5. 脱对侧裤腿盖近侧腿上 6. 盖被包住对侧，露出外阴 7. 小橡胶单和治疗巾垫于臀下 8. 清洗老年人外阴
操作过程	外阴消毒	1. 左手用纱布包裹阴茎 2. 包皮后推露出尿道口 3. 碘伏棉球清洗尿道口、包皮及冠状沟
	导尿	1. 平放导尿包于老年人两腿上打开 2. 碘伏消毒棉球置于小药杯内 3. 戴无菌手套，铺洞巾，下缘接治疗巾 4. 润滑导尿管前端 5. 左手提起阴茎与腹壁成 60°角 6. 推包皮消毒尿道口及龟头 7. 右手持钳夹导尿管插入尿道 20～22cm 8. 见尿液流出，再插入 2cm，接取尿液 9. 撤去洞巾，擦净外阴 10. 导尿完毕，拔出尿管，如需留置导尿，尿管末端接集尿袋
操作后处理		1. 脱去手套，撤去用物，协助老年人恢复舒适体位 2. 保持床单位整洁 3. 按标准预防处理所用物品 4. 洗手，执行签字，记录冲洗量及尿量；必要时留取标本送检
备注		1. 注意保暖 2. 操作全过程遵循标准预防、节力、安全的原则

第二十九节　不保留灌肠操作流程

项目		技术操作要求
操作前准备		1. 护士洗手，戴口罩，备齐用物 2. 备用物品带至老年人床旁 3. 向老年人解释，嘱其排尿 4. 屏风遮挡患者 5. 左侧卧位，暴露臀部移近床沿 6. 臀下垫橡胶单和治疗巾
操作过程	灌注	1. 大量灌肠筒挂于输液架上 2. 小量用注射器吸溶液 3. 连接、润滑肛管前端 4. 排气、夹管 5. 暴露肛门 6. 肛管插入直肠 7～10cm 7. 去夹、固定肛管
	大量灌注拔管	1. 灌注完毕，夹紧肛管拔出 2. 擦干肛门，保留 10 分钟
	小量灌注拔管	1. 灌注完毕提高肛管末端 2. 反折肛管，拔出 3. 擦干肛门，保留 10～20 分钟
操作后处理		1. 取出橡胶单和治疗巾 2. 开窗通风，保持床单位整洁 3. 协助老年人排便、洗手，恢复舒适体位 4. 按标准预防处理所用物品 6. 洗手，执行签字，记录
备注		1. 灌肠液温度 38～41℃，降温液 28～32℃，中暑老年人用 4℃生理盐水。灌肠液的液面距肛门 40～60cm 2. 操作全过程遵循标准预防、节力、安全的原则

第三十节　保留灌肠操作流程

项目		技术操作要求
操作前准备		1. 护士洗手，戴口罩，备齐用物 2. 备用物品带至老年人床旁 3. 向老年人解释，嘱其排便、排尿 4. 屏风遮挡患者 5. 左侧卧位，暴露臀部移近床沿 6. 臀下垫橡胶单和治疗巾 7. 抬高臀部 10cm
操作过程	保留灌肠	1. 连接，润滑肛管前端 2. 排气、夹管 3. 暴露肛门 4. 肛管插入直肠 10～15cm 5. 液面距肛门不超过 30cm 6. 慢速流入药液 7. 注入温开水 5～10ml 8. 拔管，擦干肛门，保留 1 小时
操作后处理		1. 取出橡胶单和治疗巾 2. 开窗通风，保持床单位整洁 3. 协助老年人恢复舒适体位 4. 按标准预防处理所用物品 6. 洗手，执行签字，记录
备注		1. 药液温度 39～41℃，药液量不超过 200ml 2. 操作全过程遵循标准预防、节力、安全的原则

第三十一节　湿热敷流程

项目		技术操作要求
操作前准备		1. 护士洗手、戴口罩 2. 备齐用物至老年人床旁 3. 执行核对制度 4. 向老年人解释，遮挡老年人 5. 暴露治疗部位，下垫橡胶治疗单 6. 局部皮肤涂凡士林 7. 治疗部位上盖大于热敷面积的纱布一层
操作过程	湿热敷	1. 拧干敷布，抖开，试温后敷于患处 2. 敷布上盖以棉垫 3. 维持水温，每3～5分钟更换敷布一次 4. 热敷10～20分钟 5. 撤掉敷布，擦净皮肤
操作后处理		1. 协助老年人恢复舒适体位 2. 整理床单位 3. 按标准预防处理用过物品 4. 洗手，执行签字
备注		1. 严格掌握禁忌证 2. 湿热的温度一般在50℃ 3. 操作全过程遵循标准预防、节力、安全的原则

第三十二节 乙醇擦浴流程

项目		技术操作要求
操作前准备		1. 护士洗手、戴口罩 2. 备齐用物至老年人床旁 3. 执行核对制度 4. 向老年人解释，遮挡老年人，松开盖被 5. 置冰袋于头部，热水袋置脚底
操作过程	乙醇擦浴	1. 脱上衣暴露一侧上肢，下垫大毛巾 2. 小毛巾蘸乙醇拧半干 3. 由颈侧沿上臂外侧至手臂 4. 由侧胸经腋窝沿上臂内侧至肘窝至手掌 5. 边擦边按摩3分钟 6. 大毛巾擦干皮肤 7. 同法擦拭另一上肢 8. 穿好上衣
		1. 暴露一侧下肢，下垫大毛巾 2. 小毛巾蘸乙醇拧半干 3. 由髂骨沿大腿外侧至足背 4. 由腹股沟沿大腿内侧至内踝 5. 由腰沿大腿后侧经腘窝至足跟至足心 6. 边擦边按摩3分钟 7. 大毛巾擦干皮肤 8. 同法擦拭另一侧 9. 穿好裤子
操作后处理		1. 移去热水袋，协助老年人恢复舒适体位，整理床单位 2. 按标准预防处理用过物品 3. 洗手，执行签字 4. 30分钟后测体温并记于体温单上 5. 体温降至39℃以下时，取下头部冰袋。
备注		1. 乙醇浓度30%～50%，温度30℃左右 2. 心前区、胸前区、腹部等部位禁擦浴 3. 操作全过程遵循标准预防、节力、安全的原则

第三十三节　老年人保护性约束技术操作流程

项目		技术操作要求
操作前准备		1. 评估老年人的病情、心理反应、对治疗护理的满意度、有无自伤、自杀，他伤、伤人等倾向 2. 评估老年人的意识、思维、活动能力、沟通能力 3. 评估老年人对亲友和医护人员的信任度 4. 使用前与家属沟通，向老年人或家属告知使用约束带的目的，取得家属同意 5. 有完整的与家属交流并签字的记录和交接班手续
操作过程	约束	1. 根据老年人形体、力量、伤害因素选择适宜约束带 2. 先约束老年人四肢，采用大单法、四肢特殊约束法进行约束 3. 对实行约束的老年人，加强巡视，重点观察，及时查看结扎约束带部位的皮肤，做好局部皮肤护理 4. 实行约束期间，随时进行观察，如病情许可，及时解除约束 5. 停止约束时，提前告知老年人或家属，并加强防范，一旦发现危险因素存在，实行再次约束 6. 对持续约束的老年人，每2～3小时解松一次，做好局部皮肤护理
操作后处理		1. 提高被约束老年人的安全度，保证生活措施和治疗措施顺利实施 2. 对被约束老年人有爱心和耐心，要明确约束是为了保护，而非惩罚 3. 使被约束老年人能配合医疗、护理人员对其实施的服务
备注		1. 约束带长短、厚薄、松紧要适宜 2. 对兴奋冲动的老年人，能宽容对待，做好保护工作 3. 约束期间，有避免老年人无严重损伤发生的措施 4. 操作全过程遵循标准预防、节力、安全的原则

第三十四节　尸体料理流程

项目	技术操作要求
操作前准备	1. 护士戴口罩、手套、穿隔离衣 2. 备齐用物至床旁 3. 屏风遮挡，撤去治疗用品 4. 置尸体于平卧位 5. 撤去盖被，留一大单遮盖
操作过程　料理	1. 洗脸，闭合眼睑 2. 装上义齿 3. 棉球塞口、鼻、耳、肛门、阴道 4. 伤口更换敷料 5. 擦净胶布痕迹 6. 擦洗全身，更衣、梳发 7. 必要时用四头带托住下颌 8. 尸体鉴别卡别于衣服或手腕部 9. 大单包裹尸体，绷紧，固定胸、腰、踝部
操作过程　移于平车上	另填一尸体卡放于尸单上
操作过程　移送太平间	1. 盖好大单 2. 填写两份死亡通知单 3. 在体温单 40～42℃ 间注明死亡时间
操作后处理	1. 按出院手续办理结账 2. 清点遗物交给家属 3. 清点消毒床单位及用物 4. 按标准预防处理用过物品
备注	1. 传染病患者尸体按消毒隔离法料理 2. 操作全过程遵循标准预防、节力、安全的原则

思 考 题

1. 输血流程中需要注意哪些事项？
2. 口服给药的操作过程是什么？
3. 青霉素皮试的操作注意事项是什么？
4. 电动吸引器吸痰操作的要求是什么？
5. 老年人保护性约束的操作过程及注意事项是什么？

第九章　老年护理治疗核对流程

本章重点概述

护理核对制度是保证老年人安全、防止差错事故的一项重要措施。实施护理核对制度，能够健全护理质控体系，有效防范护理纠纷的发生。爱心护理院护理人员需提高安全意识，严格落实核对制度，确保护理安全。本章主要对口服药、静脉输液等核对流程进行阐述。

第一节　静脉备药核对流程

项目		技术操作
操作前处理		1. 护士衣帽整齐，认真，谨慎 2. 洗手、戴口罩 3. 根据医嘱、治疗单，填写瓶签
操作过程	摆药	1. 摆药者根据瓶签摆药 2. 需做皮试的药物，皮试结果出来之前不能摆药 3. 核对者检查瓶签与药物一致 4. 核对床号、姓名、药名、剂量、浓度、时间、用法、皮试结果、药物性状
	加药	1. 加药前再次核对瓶签与抽取药物是否相符：核对床号、姓名、药名、剂量、浓度、皮试结果、检查药物性状 2. 加药后，检查溶液性状，瓶签与安瓿核对并签名
	要求	1. 待配药液体瓶摆成一列 2. 禁止同时撬开 2 瓶液体 3. 正在加药的输液瓶另列一行，配好后放回原位 4. 未加药的输液瓶盖不得撬开
操作后处理		1. 按标准预防处理用过物品 2. 洗手
备注		治疗室配药时禁止聊天

第二节　静脉输液核对流程

项目		技术操作
操作前准备		1. 护士衣帽整齐，认真，谨慎 2. 洗手，戴口罩
操作过程	核对	1. 检查溶液的性状 2. 核查老年人姓名，瓶签与老年人双向核对 3. 询问过敏史 4. 核对瓶签与执行单：床号、姓名、药名、用法、剂量、浓度、时间、皮试结果
	执行	1. 静脉穿刺 2. 调节速度 3. 确认签名 4. 向老年人解释药物作用
操作后处理		1. 按标准预防处理用过物品 2. 洗手
备注		1. 对昏迷老年人，核对床边卡及与老年人家属双向核对 2. 双向核对距离：在床边双方都能听清为宜 3. 如老年人提出疑问，需重新查看医嘱，重新确认 4. 需要做皮试的药物，在发药前核查皮试结果

第三节　口服药物核对流程

项目		技术操作要求
操作前准备		1. 护士衣帽整齐，认真，谨慎 2. 洗手，戴口罩
操作过程	核对	1. 核对药物与口服药本一致 2. 推摆药车至老年人床边 3. 双向核对老年人姓名
	执行	1. 发药 2. 解释药物名称、作用、服药注意事项 3. 发药结束再次检查有无漏发、多发、误发
操作后处理		1. 用物归原位消毒待用 2. 洗手
备注		1. 双向核对距离：在床边双方都能听清为宜 2. 特殊药物：精神类药物、抗抑郁、镇静、安眠类药物等，协助老年人服下，方可离开 3. 如老年人或家属提出疑问，需重新查看医嘱，重新确认 4. 对昏迷老年人，核对床边卡及与老年人家属（或护理员）双向核对并给予鼻饲喂药

第四节　皮下、皮内、肌内注射核对流程

项目		技术操作要求
操作前准备		1. 护士衣帽整齐，认真，谨慎 2. 洗手，戴口罩
操作过程	摆药	1. 依据注射单或病历准备药物 2. 核查内容：床号、姓名、药名、剂量、浓度、时间、用法、皮试结果
	配药	1. 依据注射单或病历再次核对药物 2. 核查内容：床号、姓名、药名、剂量、浓度、时间、用法、皮试结果
	执行	1. 注射 2. 注射完毕、再次"三查七对" 3. 向老年人交代注意事项
操作后处理		1. 按标准预防，处理用过物品 2. 洗手
备注		1. 对昏迷老年人，核对床边卡及与老年人家属（或护理员）双向核对 2. 双向核对距离：在床边双方能听清为宜 3. 如患者提出疑问，需重新查看医嘱，重新确认 4. 需要做皮试的药物，在发药前核查皮试结果。

第五节　静脉输液拔针核对流程

项目		技术操作要求
操作前准备		1. 护士衣帽整齐，认真，谨慎 2. 洗手，戴口罩
操作过程	核对	1. 治疗室查看，有无该老年人未执行的输液 2. 老年人床边核对执行单
	执行	1. 确认无误 2. 拔针 3. 第二天连续治疗，保留留置针
操作后处理		1. 洗手 2. 执行单上签写结束时间、执行者姓名 3. 向老年人交代注意事项
备注		如有疑问，报告医生查询医嘱后，再决定是否拔掉留置针

思 考 题

1. 静脉备药核对的操作过程是什么?
2. 静脉输液核对的操作过程是什么?
3. 口服药物核对的操作过程是什么?
4. 皮下、皮内、肌内注射核对的操作过程是什么?
5. 静脉输液拔针核对的操作过程是什么?

第十章　老年护理技术操作考核标准

本章重点概述

随着医学模式的转变，护士人性化服务的重要性日益彰显，护理技术操作的熟练程度决定了爱心护理院住院老人的舒适度，以及护理服务质量的优劣。在临床工作中，医疗护理服务质量是衡量爱心护理院综合实力的非常重要的一方面，而其中最重要的一环就是加强对护理技术操作的训练和考核，以此来提高护理人员实际操作水平，达到提高护理质量的目的。

第一节　体格检查技术操作考核

项目		分值	技术操作要求
仪表		5	护士服装整洁，仪表端庄
评估		10	1. 受检老年人病情、体位、环境、温度、隐私保护 2. 向受检老年人告知查体的目的 3. 与受检老年人沟通，态度和蔼，语言恰当
操作前准备		10	1. 备齐查体用物，放置合理 2. 洗手
操作过程	安全与舒适	10	1. 认真查对 2. 环境温度适宜，关闭门窗，无对流风 3. 受检老年人体位舒适，精神放松
	体格检查	50	1. 生命体征测量方法、数值正确（体温、脉搏、呼吸、血压） 2. 营养、发育判断正确（口述状态） 3. 观察意识状态方法、结果正确（正常、嗜睡、模糊、昏睡、昏迷） 4. 观察面容、表情、语言、听力结果正确（正常或异常） 5. 皮肤黏膜观察方法、结果正确（颜色、皮疹、弹性、水肿、温湿度等） 6. 查瞳孔方法、结果正确（形状、大小、对称、对光反射） 7. 查结膜方法、结果正确（充血、苍白） 8. 查口腔方法、结果正确（口唇、牙齿、黏膜、舌、咽） 9. 胸部望诊方法、内容结果正确（胸廓、呼吸动度） 10. 心脏听诊部位、方法、结果正确（心率、节律情况） 11. 肺部听诊方法正确（前、侧、后、左右对比） 12. 肺部听诊结果正确（呼吸音是否正常、啰音及其他异常） 13. 腹部查体手法结果正确（紧张度、有无压痛、反跳痛等） 14. 查四肢活动度方法正确 15. 查脊柱活动方法正确 16. 查神经系统反射方法正确（膝腱反射、巴宾斯基征）

项目	分值	技术操作要求
操作后	5	1. 洗手 2. 记录
评价	10	1. 查体方法规范，操作熟练 2. 受检者无不良反应
总分	100	

第二节　体温、脉搏、呼吸测量技术操作考核

项目		分值	技术操作要求
仪表		5	护士服装整洁，仪表端庄
评估		10	1. 评估老年人病情、自理程度，心理状态 2. 与老年人沟通，态度和蔼，语言文明
操作前准备		8	1. 洗手，戴口罩，手指甲不长，无首饰 2. 备齐物品、按使用顺序合理放置 3. 清点、检查并擦干浸泡消毒的体温计
操作过程	安全与舒适	10	1. 核对老年人，向做好解释工作 2. 老年人体位舒适、安全，注意保暖 3. 安全使用所有检查用品
	测体温	20	1. 体温计使用方法、部位正确 2. 测量时间准确 3. 读表正确 4. 对用体温计进行清点、消毒、保存
	测脉搏	20	1. 测量方法、部位准确 2. 测量时间准确 3. 测量结果准确，误差<4次/分
	测呼吸	10	1. 测量方法准确 2. 测量时间准确，每次测30秒 3. 测量结果准确，误差<2次/分
操作后处理		7	1. 老年人舒适，床单位整洁 2. 正确处理所用物品（体温计清点、消毒等） 3. 洗手，记录
评价		10	1. 态度和蔼，动作轻柔、测量准确 2. 老年人安全、舒适，沟通满意
总分		100	

第三节　体温单记录绘制技术操作考核

项目		分值	技术操作要求
仪表		5	护士服装整洁，仪表端庄
用品准备		5	1. 备齐笔、尺等用品 2. 所用物品按使用顺序放置
操作过程	楣栏	15	1. 字迹清楚，所有项目填写准确 2. 40℃以上格式填写规范
	图谱	40	1. 体温符合，记录准确 2. 脉搏符合，记录准确 3. 呼吸符合，记录准确 4. 连线准确，笔的种类和颜色使用规范 5. 脉搏短绌、降温、体温与脉搏相交等特殊符号记录正确
	尾栏	15	1. 入量记录及单位准确 2. 尿量记录及单位准确 3. 大便记录及符号准确 4. 血压记录及单位准确 5. 体重记录及单位准确 6. 其他项目记录准确
评价		20	1. 模拟卷在 10 分钟内完成 2. 卷面清洁、整齐、无涂改 3. 符号大小、连线粗细适中、美观
总分		100	

第四节　铺备用床技术操作考核

项目		分值	技术操作要求
仪表		5	护士服装整洁，仪表端庄
评估		5	1. 床单位及被褥是否安全、舒适、清洁 2. 做好同室老年人解释工作，备齐铺床用的物品
操作前准备		10	1. 戴口罩，按顺序放置物品 2. 根据具体需要移开床边桌椅
操作过程	大单	25	1. 翻棉垫（根据需要） 2. 大单放置正确（正反面、中线位置正确） 3. 中线摆正（偏斜＜3cm 为 B，＞3cm 为 C） 4. 床头床尾包紧 5. 床角整齐、美观 6. 床面平整、拉紧、美观
	套被套	30	1. 套棉被套方法正确，内外无皱折 2. 被头四端无虚边（空＞3cm 为 D） 3. 被筒对称，中线摆正 4. 被筒两侧齐床沿 5. 被尾整齐 6. 被头距床头 5cm 7. 外观平整、美观
	枕套	5	1. 四角充实、中线正、外观美观 2. 枕头开口处置于床面一侧或背向门口
操作后		10	1. 床旁桌椅搬回原处 2. 被褥、枕头定时整理消毒
评价		10	1. 操作时间＜5 分钟，每超过 30 秒扣 1 分 2. 无掀抖、重复和床单落地的动作 3. 操作动作轻柔、准确、安全、节力、保持环境整洁
总分		100	

122

第五节 为卧床病人更换被单技术操作考核

项目		分值	技术操作要求
仪表		5	护士服装整洁，仪表端庄
评估		10	1. 评估老年人病情、自理程度，心理状态 2. 倾听老年人需要，告知操作方法 3. 与老年人沟通，态度和蔼，语言文明
操作前准备		5	1. 备齐用品，放置顺序合理 2. 保持环境安静、温暖
操作过程	安全与舒适	10	1. 为老年人翻身，操作中注意患者安全、保暖、舒适 2. 固定老年人身上导管，避免牵拉 3. 操作中与老年人沟通，了解老年人感受
	换床单	26	1. 松开被尾，翻身方法正确 2. 逐层松单，采用湿式扫床，方法正确 3. 大单平整、拉紧、中线位置正确、床角整齐美观 4. 中单、橡胶单平整、拉紧 5. 污单取出及处置，方法正确
	换被套	25	1. 被套更换，方法正确，内外无皱折 2. 被头四端无虚边（空＞3cm 为 D） 3. 被筒对称，两侧齐床沿，中线摆正 4. 被尾整齐，外观平整、美观 5. 关心老年人，注意保暖 6. 污染被套取出及处置，方法正确
	换枕套	5	1. 四角充实，中线正中，外表美观 2. 放置正确，开口处置于内侧
操作后处理		5	1. 老年人恢复舒适卧位 2. 开窗通风，桌椅恢复原位、床单位及环境整洁
评价		9	1. 老年人舒适，安全 2. 动作准确、熟练、节力，时间不超过 15 分钟
总分		100	

第六节 晨、晚间护理技术操作考核

项目		分值	技术操作要求
仪表		5	护士服装整洁，仪表端庄
评估		10	1. 评估老年人病情、自理能力、生活习惯、心理状态 2. 评估老年人需要，观察老年人反应 3. 与老年人沟通，态度和蔼，语言文明
操作前准备		5	1. 洗手，戴口罩，手无长指甲，无首饰 2. 按需要备齐物品，按使用顺序合理放置
操作过程	安全与舒适	10	1. 环境合理，安全 2. 患者舒适、安全
	晨间护理	37	1. 按自理程度，协助老年人排便，方式正确 2. 备温水，水温适宜 3. 按自理程度协助老年人清洁口腔 4. 按自理程度协助洗脸、洗手、梳头发，方法正确 5. 背部按摩方法正确 6. 湿式扫床，每人一刷套，方法正确 7. 床单平整、拉紧、清洁 8. 棉被内、外无皱折，整齐美观 9. 保暖，床单位干燥、整洁，环境地面无水渍和杂物
	晚间护理	8	1. 按自理程度帮助老年人做好口腔、面部、会阴、足的清洁护理 2. 整理床铺、调整室内空气
操作后处理		10	1. 病室通风、换气，但无对流风 2. 老年人衣帽整齐、床单位清洁 3. 使用后物品，正确处理
评价		15	1. 老年人舒适、安全，床单位整洁，病室设施整齐 2. 关心老年人，听取老年人的反应，根据需要给予帮助 3. 操作规范，动作轻柔、准确、节力、安全
总分		100	

第七节　口服给药技术操作考核

项目		分值	技术操作要求
仪表		5	护士服装整洁，仪表端庄
评估		10	1. 老年人年龄、病情、自理、合作程度 2. 药物性质、服药的方法、注意事项 3. 与老年人沟通，态度和蔼，语言文明
操作前准备		5	1. 洗手、戴口罩，手无长指甲，无首饰 2. 备齐用品，环境安静整洁
操作过程	安全 与舒适	18	1. 核对医嘱仔细认真 2. 取药、摆药核查标识（内、外、剧） 3. 确定老年人服药的安全性（昏迷及精神异常等老年人） 4. 给药的注意要点
	摆药	20	1. 检查药物效期、瓶签、药卡 2. 片剂剂量、方法正确 3. 水剂剂量、方法正确 4. 严格执行"三查七对"
	发药	25	1. 发药前再次"三查七对" 2. 发药过程严格查对 3. 帮助服药的方法正确 4. 延迟服药，作好交接班 5. 指导老年人了解药物的服用方法
操作后处理		5	1. 回收药杯，清洁消毒，方法正确 2. 整理用物，清洁药盘
评价		12	1. 动作准确、轻稳、节力 2. 指导服药的方法正确（服药到口） 3. 对老年人解释耐心
总分		100	

第八节　皮内注射技术操作考核

项目		分值	技术操作要求
仪表		5	护士服装整洁，仪表端庄
评估		10	1. 了解病情、药物过敏史、局部皮肤状况，向老年人告知操作方法，进行配合指导 2. 熟悉过敏性休克的抢救程序 3. 与老年人沟通，态度和蔼，语言文明
操作前准备		5	1. 洗手，戴口罩，手无长指甲，无首饰 2. 备齐用品和抢救物品、按顺序放置
操作过程	安全与舒适	10	1. 认真核对医嘱、详细询问过敏史 2. 环境安静、温暖、病人舒适
	抽吸药液	18	1. 配制皮试药液、准备无菌用品正确 2. 取用注射器、针头方法正确，无污染 3. 抽吸药液方法正确；抽吸后注射器放置正确
	注射	29	1. 选择注射部位正确 2. 排气方法正确、无浪费 3. 再次核对，绷紧皮肤，持针正确 4. 进针角度、深度适宜 5. 不抽回血 6. 注射剂量准确，皮丘符合要求 7. 拔针后不按揉局部
操作后处理		15	1. 向老年人交待不远离、不揉搓、感觉不适立即报告等注意事项 2. 用过物品处置正确 3. 按规定时间观察反应，判断结果 4. 洗手
评价		8	1. 操作方法正确、皮丘符合要求 2. 观察认真，皮试结果判断正确
总分		100	

第九节　肌内与皮下注射技术操作考核

项目		分值	技术操作要求
仪表		5	护士服装整洁，仪表端庄
评估		10	1. 了解老年人病情、合作程度、注射部位 2. 向老年人讲解操作方法和配合方法 3. 与老年人沟通，态度和蔼，语言文明
操作前准备		4	1. 备齐用物、放置合理，药液、注射器放入治疗盘内 2. 操作者洗手、戴口罩、手无长指甲，无首饰
操作过程	安全与舒适	10	1. 环境清洁、舒适、温暖 2. 老年人坐、卧位正确 3. 检查有无安全隐患
	抽吸药液	25	1. 核对医嘱、注射卡 2. 检查药品、消毒用品 3. 安瓿、药瓶打开正确 4. 取注射器方法正确，针头无污染 5. 抽吸药液的方法正确，无污染 6. 无菌注射盘的使用正确，无污染
	注射	35	1. 注射前，向病人告知，并再次核对 2. 正确选择注射部位、定位准确 3. 消毒皮肤范围、方法正确 4. 排气手法正确、无污染、无药液浪费 5. 进针稳、准，角度、深度适宜 6. 注药前抽回血，注药速度适宜 7. 密切观察老年人反应 8. 拔针方法正确
操作后		4	1. 治疗盘放回原位，用过的物品处理正确 2. 协助老年人恢复卧位 3. 洗手；执行签字
评价		7	1. 动作轻柔、准确，操作方法规范 2. 老年人舒适，无明显痛感
总分		100	

第十节 静脉注射技术操作考核

项目		分值	技术操作要求
仪表		5	护士服装整洁，仪表端庄
评估		10	1. 了解老年人病情、局部皮肤、血管情况 2. 向老年人告知操作方法，了解配合情况 3. 与老年人沟通，态度和蔼，语言文明
操作前准备		6	1. 洗手，戴口罩，手无长指甲，无首饰 2. 备齐药品、注射器、输液管、消毒用品、放置合理 3. 环境安静、清洁、舒适、安全、温暖
操作过程	安全与舒适	8	1. 核对医嘱、治疗卡 2. 老年人卧位舒适、符合病情需要
	抽药	24	1. 核查药品及一次性无菌用品，方法正确 2. 消毒及一次性无菌用品，使用方法正确 3. 药瓶（安瓿）消毒方法正确 4. 应用注射器方法正确 5. 抽药方式正确、剂量准确，符合无菌操作要求 6. 抽药后放置无菌盘中动作正确
	注射	34	1. 再次核对老年人及医嘱，选择穿刺静脉 2. 消毒皮肤范围、方法正确 3. 系止血带部位、方法正确 4. 排气方法正确，无药液浪费和污染 5. 穿刺一针见血（退针一次扣2分） 6. 有回血后及时松开拳头和止血带，固定针头 7. 注射速度遵医嘱，拔针方法正确 8. 核对医嘱，执行后签字
操作后处理		8	治疗盘放归原位，用过物品用正确处理，洗手 密切观察老年人用药后反应
评价		5	动作轻柔、准确，节力、安全、规范 老年人痛感较小，无明显不适
总分		100	

第十一节 静脉穿刺套管针留置技术操作考核

项目		分值	技术操作要求
仪表		5	护士服装整洁，仪表端庄
评估		15	1. 评估老年人病情变化 2. 评估穿刺局部皮肤及浅表静脉情况 3. 告知老年人应用留置套管针的目的和注意事项 4. 与老年人沟通，态度和蔼，语言文明
操作前准备		10	1. 洗手，戴口罩，手无长指甲，无首饰 2. 备齐用品，按使用顺序合理放置
操作过程	安全与舒适	5	1. 协助老年人取舒适体位 2. 为老年人选择合适的穿刺部位
	操作中	35	1. 选择血管方法正确 2. 消毒方法正确 3. 连接套管针与输液器的方法正确 4. 使用套管针穿刺方法规范、准确、节力 5. 拔除针芯方法正确 6. 贴膜固定、牢固、舒适
操作后处理		10	1. 整理用品，处理方法正确 2. 指导患者自我保护，局部防浸水、防按压
评价		20	1. 老年人穿刺局部无不适感 2. 观察穿刺局部无渗漏 3. 协助老年人进行生活照料 4. 操作中遵守无菌操作规程
总分		100	

第十二节　鼻塞吸氧技术操作考核

项目		分值	技术操作要求
仪表		5	护士服装整洁，仪表端庄
评估		10	1. 老年人病情、意识、缺氧程度，鼻腔内情况 2. 老年人心理反应、合作程度 3. 与老年人沟通，态度和蔼，语言文明
操作前准备		10	1. 备齐物品，顺序放置 2. 检查湿化瓶与导管的连接是否通畅 3. 洗手，手无长指甲，无首饰
操作过程	安全与舒适	10	1. 检查用氧安全 2. 老年人体位舒适，环境安全、清洁
	吸氧	30	1. 清洁老年人鼻腔，连接鼻塞，观察通畅 2. 按医嘱调节氧气流量 3. 鼻塞插入深度合适，方法正确 4. 导管固定牢固，美观 5. 记录用氧时间 6. 操作步骤和顺序正确
	停止吸氧	20	1. 取下鼻塞方法正确 2. 关闭氧气顺序正确 3. 帮助老年人清洁面部 4. 记录停氧时间 5. 操作步骤和顺序正确：先拔管，后关氧气表
操作后		5	1. 回复老年人舒适体位，保持床单位整洁 2. 按规定处理用过的物品 3. 洗手 4. 执行签字
评价		10	操作方法正确、熟练 老年人无不适感觉
总分		100	

第十三节　鼻饲技术操作考核

项目		分值	技术操作要求
仪表		5	护士服装整洁，仪表端庄
评估		10	1. 评估病情、意识状态及合作程度 2. 评估老年人的需要和心理反应 3. 告知工作目的，指导配合，态度和蔼，语言文明
操作前准备		5	1. 按需要备齐用品，按使用顺序放置 2. 洗手，戴口罩，手无长指甲，无首饰
操作过程	安全与舒适	10	1. 环境安静、清洁 2. 老年人体位舒适，符合操作要求 3. 排除不安全隐患
	插胃管	28	1. 颌下铺治疗巾 2. 清洁并检查鼻腔 3. 润滑导管并检查是否通畅 4. 插管方法正确，深度适宜 5. 正确处理插管中出现的恶心、呛咳等情况 6. 判断胃管插入位置准确的方法正确 7. 胃管固定，牢固美观
	鼻饲	24	1. 喂食步骤正确、速度适宜：先抽试、再注入温水、再注入食物 2. 注水量、注食量和温度适宜 3. 观察老年人反应，发现异常立即处理 4. 注食完毕，用温水冲洗管腔，管端反折，用纱布包好夹紧
	拔管	4	拔管方法正确
操作后		4	1. 协助老年人取舒适卧位，保持床单位整洁干燥 2. 所用物品处理恰当 3. 洗手，执行签字
评价		10	全过程动作熟练、轻柔、准确，老年人无特殊不适
总分		100	

第十四节 气管切开伤口换药技术操作考核

项目		分值	技术操作要求
仪表		5	护士服装整洁，仪表端庄
评估		10	1. 评估老年人病情、气管切开伤口外周皮肤情况 2. 评估老年人活动度和合作能力 3. 与老年人交流，态度和蔼、语言文明
操作前准备		6	1. 洗手，戴口罩，手无长指甲，无首饰 2. 准备治疗车，备齐物品，按使用顺序合理放置
操作过程	安全与舒适	10	1. 环境安静、清洁、舒适、安全 2. 核对医嘱，观察老年人套管是否正常 3. 老年人体位适宜，注意保暖
	换药	54	1. 治疗车推至床旁，告知工作目的 2. 再次核对，在老年人颈、肩下铺治疗巾 3. 检查系带，松紧度适宜，无死结 4. 用盐水棉球湿润套管下所垫纱布 5. 取纱布垫和处理污染纱布，消毒伤口及周围皮肤，方法规范 6. 将无菌纱布剪开 2/3 7. 纱布垫置于气管套管下，方法正确 8. 垫纱布动作轻柔，未引起呛咳反应 9. 操作中随时观察老年人耐受情况 10. 必要时给予吸痰，保持呼吸道通常 11. 套管口盖盐水湿纱布，纱布湿度适宜，无液体流淌 12. 取出垫于颈部、肩下的治疗巾
操作后处理		8	1. 协助老年人恢复舒适体位，整理床单位 2. 所用物品正确处理 3. 洗手，执行签字，记录老年人痰液性状和量
评价		7	1. 操作规范、动作轻柔、准确、安全 2. 老年人无明显不适感觉
总分		100	

第十五节　气管切开套管内吸痰技术操作考核

项目		分值	技术操作要求
仪表		10	护士服装整洁，仪表端庄
评估		10	1. 了解老年人病情、呼吸状态及痰液情况 2. 与老人沟通，态度和蔼，语言恰当
操作前准备		10	1. 用电动吸引器吸痰，首先检查设备性能及管道连接是否正确 2. 按需要备齐物品，放置合理 3. 洗手、戴口罩，手无长指甲，无首饰
操作过程	安全与舒适	10	1. 向老年人或家属告知吸痰的目的和注意事项 2. 环境安静、舒适、整洁 3. 协助老年人采取舒适卧位
	气管内吸痰	40	1. 协助老年人取仰卧位，头偏向一侧 2. 打开吸引器，连接吸痰管方法正确 3. 夹持吸痰管手法正确 4. 插入气管套管内长度、角度适当 5. 一次吸痰时间小于 15 秒 6. 吸痰完毕，用盐水冲洗吸痰管，泡入消毒液内 7. 关闭吸引器，盘绕导管放置整齐 8. 消毒气管套管口、盖湿纱布
操作后处理		10	1. 操作完毕，正确处理物品，立即按要求洗手 2. 老年人安置舒适体位，床单位整洁
评价		10	1. 操作方法正确、节力、安全、有效 2. 呼吸道通畅，呼吸道痰鸣音缓解或减轻 3. 操作过程按顺序进行，清洁、无污染 4. 老年人感觉无特殊不适
总分		100	

第十六节　超声雾化吸入技术操作考核

项目		分值	技术操作要求
仪表		5	护士服装整洁，仪表端庄
评估		10	1. 评估病情，了解老年人呼吸状态及痰液情况 2. 评估老年人自理能力、合作程度、耐受力及心理反应 3. 告知操作目的、方法，态度和蔼，语言文明
操作前准备		10	1. 洗手，戴口罩，手无长指甲，无首饰 2. 备齐用物、按顺序放置 3. 遵医嘱配准确制药液
操作过程	安全与舒适	10	1. 环境安静、清洁、温暖、安全 2. 老年人体位舒适 3. 认真查对医嘱，注意安全
	雾化过程	45	1. 检查器械各部位，连接正确 2. 水槽内加水适量，要浸没雾化罐底透声膜 3. 再次核对，加药液方法正确 4. 接通电源，正确开启各部开关 5. 面罩放置部位适当 6. 准确调节雾量 7. 指导老年人口吸气、鼻呼气 8. 吸入时间 15～20 分钟 9. 吸入停止后，保持老年人面部清洁
操作后处理		10	1. 协助老年人取舒适卧位，保持床单位整洁干燥 2. 所用物品处理正确 3. 洗手，执行签字。
评价		10	1. 全过程操作规范、轻柔、准确 2. 老年人感觉舒适，雾化效果理想
总分		100	

第十七节　男病人导尿技术操作考核

项目		分值	技术操作要求
仪表		5	护士服装整洁，仪表端庄
评估		10	1. 评估病情、膀胱充盈度、会阴皮肤黏膜情况 2. 评估老年人自理能力、合作程度、耐受力及心理反应 3. 告知导尿目的、方法、指导配合，态度和蔼，语言文明
操作前准备		10	1. 洗手，戴口罩，手无长指甲，无首饰 2. 备齐用品，按顺序放置
操作过程	安全与舒适	10	1. 环境安静、清洁、温暖、安全 2. 核对医嘱，保护老年人隐私，注意患者心理反应 3. 老年人体位正确、舒适、注意保暖
	导尿	50	1. 术者体位正确，符合力学原理 2. 核对臀下铺巾是否固定 3. 清洁和初步消毒阴茎方法正确 4. 再次清洁双手 5. 打开导尿包步骤正确，无菌钳和物品放置合理 6. 戴无菌手套方法正确，无污染 7. 铺孔巾正确，无污染 8. 滑润导尿管，无污染 9. 纱布包裹阴茎，消毒尿道口，方法正确 10. 提阴茎与腹壁成60°角 11. 更换血管钳，插管方法正确 12. 插管深度、引流尿液正确
操作后处理		5	1. 协助老年人取舒适卧位，保持床单位整洁干燥 2. 所用物品处理恰当 3. 洗手，执行签字
评价		10	1. 全过程无菌区与非无菌区概念明确 2. 全过程动作熟练、正确，老年人无不适感
总分		100	

第十八节 女病人导尿技术操作考核

项目		分值	技术操作要求
仪表		5	护士服装整洁，仪表端庄
评估		10	1. 评估病情、膀胱充盈度、会阴部皮肤黏膜情况 2. 评估老年人自理能力、合作程度、耐受力及心理反应 3. 告知导尿目的、方法，态度和蔼，语言文明
操作前准备		10	1. 洗手，戴口罩，手无长指甲，无首饰 2. 备齐用物、按顺序放置
操作过程	安全与舒适	10	1. 环境安静、清洁、温暖、安全 2. 核对医嘱，保护患者隐私，注意心理反应 3. 老年人体位舒适、注意保暖
	导尿	50	1. 术者体位正确，符合力学原理 2. 核对臀下铺巾是否固定 3. 清洁会阴和初步消毒，方法正确 4. 再次清洁双手，打开导尿包，放置合理，无污染 5. 使用无菌钳，物品无污染 6. 戴无菌手套，方法正确，无污染 7. 铺洞巾方法正确，无污染 8. 滑润导尿管，无污染 9. 消毒阴唇、尿道口方法正确 10. 更换血管钳、插管，方法正确 11. 插管深度、尿液引流正确
操作后处理		5	1. 协助老年人取舒适卧位，保持床单位整洁干燥 2. 所用物品处理恰当 3. 洗手，执行签字
评价		10	1. 全过程无菌区与非无菌区概念明确 2. 全过程动作熟练、正确，老年人无不适感
总分		100	

第十九节 肛管排气技术操作考核

项目		分值	技术操作要求
仪表		5	护士服装整洁，仪表端庄
评估		10	1. 评估病情、肠麻痹的程度、肛门和皮肤情况 2. 评估老年人自理能力、合作程度、耐受力及心理反应 3. 告知操作目的、方法，指导配合，态度和蔼，语言文明
操作前准备		5	1. 洗手，戴口罩，手无长指甲，无首饰 2. 备齐用品、按使用顺序放置
操作过程	安全与舒适	10	1. 环境安静、清洁、温暖、安全 2. 保护老年人隐私，注意心理反应 3. 老年人体位舒适、注意保暖
	肛管排气	58	1. 核对医嘱 2. 观察用玻璃瓶系到床边 3. 橡胶管插入玻璃瓶液面下 4. 橡胶管与肛管连接正确 5. 肛管润滑充分 6. 操作动作轻柔，手法正确 7. 肛管插入 15～18cm 8. 固定肛管方法正确 9. 观察排气情况 10. 肛管保留时间：20 分钟 11. 排气不畅时，处理方法正确 12. 拔管方法正确，肛管放置妥当
操作后处理		5	1. 安置老年人恢复舒适体位，保持床单位干燥清洁 2. 使用过物品处理正确 3. 洗手，执行签字
评价		7	1. 操作规范，动作轻柔、准确、安全 2. 老年人无不适感
总分		100	

第二十节 大量不保留灌肠技术操作考核

项目	分值	技术操作要求
仪表	5	护士服装整洁，仪表端庄
评估	10	1. 评估病情、肛门部皮肤黏膜情况 2. 评估老年人自理能力、合作程度、耐受力及心理反应 3. 告知灌肠目的、方法，指导配合，态度和蔼，语言文明
操作前准备	6	1. 洗手，戴口罩，手无长指甲，无首饰 2. 备齐用品，按使用顺序放置 3. 遵医嘱正确配制灌肠液，注意浓度、量、温度
操作过程 安全与舒适	10	1. 环境安静、清洁、温暖、安全 2. 核对医嘱，保护老年人隐私，注意心理反应 3. 老年人体位舒适正确、注意保暖
操作过程 灌肠	54	1. 再次核对，臀下铺巾 2. 灌肠筒高度 40～60cm 3. 肛管润滑充分 4. 排气方法和溶液盛放正确，床单、地面无水渍 5. 插管手法准确，动作轻柔 6. 肛管插入 7～10cm 7. 固定肛管不脱出，不漏液 8. 灌肠液流入通常，如果不畅，正确处理 9. 了解老年人耐受情况并正确指导 10. 正确拔管，注意夹管无回流，无滴液，保持床单位、地面干燥 11. 拔出肛管妥当放置，向老年人交待保留、排便时间
操作后	8	1、协助老年人取舒适卧位，保持床单位整洁干燥 2. 所用物品处理恰当 3. 洗手，执行签字，正确记录排便次数、量、性状、老年人反应
评价	7	1. 动作轻柔、准确，老年人无明显不适 2. 操作熟练，全程时间不超过 15 分钟
总分	100	

第二十一节 预防压疮护理技术操作考核

项目		分值	技术操作要求
仪表		5	护士服装整洁，仪表端庄
评估		10	1. 评估老年人病情、局部受压程度 2. 评估老年人需要和配合情况，告知预防压疮的重要性和方法 3. 与老年人沟通，态度和蔼，语言文明
操作前准备		5	1. 洗手，戴口罩，手无长指甲，无首饰 2. 按需要备齐物品，按使用顺序合理放置
操作过程	安全与舒适	12	1. 环境安静、清洁、舒适、安全 2. 老年人体位正确、舒适，保暖 3. 排除引起烫伤、擦伤等造成新伤的危险因素
	翻身法	20	1. 翻身方法正确 2. 老年人体位支撑合理 3. 操作轻柔、用力得当，动作稳定，对老年人无牵拉 4. 各种治疗导管固定，无牵拉
	擦洗法	5	1. 水温40℃，选用毛巾柔软 2. 擦洗方法正确，擦洗后床单位保持干燥、整洁
	按摩法	20	1. 全背或局部按摩手法正确 2. 按摩手法轻柔、适中，时间不小于10分钟
	防护垫使用法	2	1. 使用防护垫 2. 防护垫的位置和方法，正确
	整理	4	1. 床单位整洁、干燥、无皱折、无碎屑 2. 老年人衣服平整、卧位舒适
	记录	5	记录及时、准确
操作后处理		4	所用物品处理正确
评价		8	1. 老年人体位舒适、稳定 2. 操作规范、准确、节力
总分		100	

第二十二节　乙醇拭浴降温技术操作考核

项目		分值	技术操作要求
仪表		5	护士服装整洁，仪表端庄
评估		10	1. 了解老年人病情、意识状态，体温 2. 观察老人对冷、热刺激的耐受力和配合程度 3. 与老年人沟通，态度和蔼，语言文明
操作前准备		5	1. 洗手，手无长指甲，无首饰 2. 备齐用品，按顺序放置
操作过程	安全与舒适	10	1. 环境安静、清洁、安全、温暖 2. 老年人体位舒适 3. 保护老年人隐私
	乙醇拭浴	58	1. 核对医嘱和老年人姓名 2. 松开盖被，但是避免过多暴露 3. 冰袋、热水袋放置部位正确 4. 脱衣方法正确 5. 身下垫毛巾方法正确 6. 拭浴方法正确 7. 拭浴部位、顺序正确，无遗漏 8. 乙醇浓度、温度适宜 9. 擦拭过的部位，及时擦干皮肤 10. 观察反应，及时处理 11. 擦浴完毕，及时穿衣、盖被，方法正确 12. 观察体温时间及记录方法正确（30分钟后测体温） 13. 及时撤热水袋或冰袋
操作后处理		5	1. 协助老年人取舒适体位，保持床单位整洁干燥 2. 用物处理正确，洗手
评价		7	1. 动作轻柔，准确，节力、安全 2. 老年人感觉舒适
总分		100	

第二十三节 冷湿敷技术操作考核

项目		分值	技术操作要求
仪表		5	护士服装整洁，仪表端庄
评估		10	1. 评估老年人病情，观察皮肤损害情况 2. 告知老年人操作方法、目的、时间 3. 与老年人沟通，态度和蔼，语言文明
操作前准备		6	1. 洗手，戴口罩，手指甲不长，无首饰 2. 备齐用品，按使用顺序合理放置 3. 环境安静、清洁、温暖
操作过程	安全与舒适	8	1. 认真核对医嘱、治疗卡 2. 老年人卧位舒适、注意保暖
	操作中	58	1. 核对医嘱 2. 核对床号、姓名 3. 老年人卧位，暴露患处 4. 铺治疗巾方法正确 5. 夹取湿敷垫方法正确 6. 湿敷垫湿度适宜 7. 湿敷垫温度适宜 8. 湿敷垫位置正确 9. 湿敷垫紧贴皮肤损害处 10. 床单位无浸湿
操作后处理		8	1. 使用后物品正确处理 2. 恢复老年人舒适体位，整理床单位，观察药物反应 3. 洗手，记录，执行签字
评价		5	1. 操作规范、准确、动作轻柔、节力、安全 2. 老年人无不适感，无冻伤发生
总分		100	

第二十四节　床上洗头技术操作考核

项目		分值	技术操作要求
仪表		5	护士服装整洁，仪表端庄
评估		10	1. 评估老年人病情变化、习惯、自理能力、心理反应 2. 评估老年人需求，告知目的、方法，指导配合 3. 与老年人沟通，态度和蔼，语言文明
操作前准备		6	1. 协助老年人提前排尿 2. 洗手，手指甲不长，无首饰 3. 备齐用品，按使用照顺序合理放置 4. 床面铺防水布，防止床单位浸湿
操作过程	安全与舒适	10	1. 环境安静、舒适、温暖、安全 2. 老年人取仰卧舒适体位，盖眼、塞耳，方法正确 3. 洗发设施放置正确
	洗发	34	1. 水温适宜，一般在 37～45℃ 2. 用指腹轻搓头皮头发，方法准确 3. 头发清洗彻底，发根无残留头屑，无异味 4. 洗发过程询问老年人感受，如有不适，调整操作方法 5. 观察病情变化，出现异常，处理及时
	干发	10	1. 洗发完毕，擦净老年人面部、耳朵和颈部，涂面霜 2. 擦干头发，梳理整齐
操作后处理		10	1. 协助老年人恢复舒适卧位 2. 更换被浸湿的衣服 3. 整理床单位，保持床单位清洁干燥 4. 清理所用物品，方法正确
评价		15	1. 操作熟练，动作轻柔、节力，安全，不超过 30 分钟 2. 老年人清洁、舒适，床单位无污染 3. 老年人无不适主诉
总分		100	

第二十五节　床上擦浴技术操作考核

项目		分值	技术操作要求
仪表		5	护士服装整洁，仪表端庄
评估		10	1. 评估老年人病情、自理程度、生活卫生习惯、心理状态 2. 评估老年人的需要，告知操作目的、方法，指导配合 3. 与老年人沟通，态度和蔼，语言文明
操作前		5	1. 洗手，戴口罩，手指甲不长，无首饰 2. 备齐用品，按使用顺序合理放置
操作过程	安全与舒适	10	1. 环境安静、清洁、温暖 2. 老年人体位舒适，保暖措施到位 3. 保护老年人隐私和心理需要
	操作中	52	1. 水温适宜，一般 40℃ 左右，用水保持清洁 2. 按照面部、耳、颈、上肢、手、胸、背、会阴、下肢、足顺序擦洗，方法正确，部位无遗漏 3. 皮肤皱折处擦洗方法正确 4. 按摩骨突部位的手法正确 5. 不过度暴露，为患者保暖 6. 穿、脱衣裤方法正确 7. 按需要协助老年人剪指甲、梳头发 8. 操作中询问老年人感受，如有不适调整操作方法 9. 观察病情变化，如有异常，及时处理 10. 采取措施保护床单位无污染
操作后处理		6	1. 恢复老年人舒适体位 2. 整理床单位，保持床单位及环境干燥整洁 3. 所用物品处理方法正确
评价		12	1. 操作熟练，动作轻柔、准确、节力，安全，在 30 分钟内完成 2. 老年人舒适 3. 床单位及环境整洁
总分		100	

第二十六节 平车移动老年人技术操作考核

项目		分值	技术操作要求
仪表		5	护士服装整洁，仪表端庄
评估		10	1. 评估老年人病情、体重、活动能力 2. 评估老年人习惯及活动度，采取适当的移动方式，如一人抱扶法或三人平移法等，告知老年人及家属移动的目的和方法 3. 与老年人和家属沟通，态度和蔼；语言文明
操作前准备		5	1. 备齐物品，按使用顺序合理放置，检查平车安全性能 2. 环境安全，无障碍
操作过程	安全与舒适	10	1. 有保护老年人安全和保暖的措施 2. 有保护老年人创伤和导管、通路畅通的措施 3. 推车速度适中，移动平稳
	三人平移法	27	1. 协助老年人穿衣 2. 平车紧靠床边 3. 养老护士抵住平车，站立位置正确 4. 两人分别挪动患者上下肢体，姿势正确 5. 抵平车护士接住老年人腰部，使老年人卧于平车中央 6. 掩紧老年人盖被，推车方法正确
	一人移动法	33	1. 协助老年人穿衣 2. 平车抵床尾放置100~130°角 3. 养老护士站病床旁钝角内，扶老年人坐立 4. 两手分别伸入老年人腋、股下 5. 抱起老年人移至平车中央 6. 恢复老年人平卧位，掩紧盖被，推车方法正确
操作后		5	1. 整理好两处床单位及物品，保持床单位整洁 2. 恢复老年人舒适体位
评价		5	1. 移动方法熟练、准确、安全、节力 2. 老年人无不适感觉
总分		100	

144

第二十七节 老年人保护性约束技术操作考核

项目		分值	技术操作要求
仪表		5	护士服装整洁，仪表端庄
操作前准备		15	1. 评估老年人的病情；对疾病的心理反应；对治疗护理的满意度等有无自伤、自杀、他伤、伤人等倾向 2. 评估老年人的意识、思维、活动能力、沟通能力 3. 评估老年人对亲友和医护人员的信任度
操作过程	安全与舒适	10	1. 向老年人或家属告知使用约束带的目的 2. 根据老年人形体、力量、伤害因素选择适宜约束带 3. 约束带松紧适宜，避免肢体、皮肤损伤 4. 与家属沟通，态度诚恳
	约束	35	1. 按操作程序先约束老年人四肢，采用大单法、四肢特殊约束法进行约束，约束带长短、厚薄、松紧适宜 2. 对实行约束的老年人，加强巡视，重点观察，及时查看结扎约束带部位的皮肤，做好局部皮肤护理 3. 实行约束期间，随时进行评估，如病情许可，及时解除约束 4. 停止约束时，提前告知老年人或家属，并加强防范，一旦发现危险因素，再次实行约束 5. 有完整的与家属交流记录及交接班手续
操作后处理		15	1. 对兴奋冲动的老年人，能宽容对待，做好保护工作 2. 对持续约束的老年人，每2～3小时解松一次，做好局部皮肤护理 3. 约束期间，有避免老年人无严重损伤发生的措施
评价		20	1. 提高被约束老年人的安全度，保证生活措施和治疗措施顺利实施 2. 对被约束老年人有爱心和耐心，要明确约束是为了保护，而非惩罚 3. 使被约束老年人能配合医疗、护理人员对其实施的服务
总分		100	

第二十八节 无菌技术基本操作考核

项目		分值	技术操作要求
操作前准备		3	1. 养老护士准备：衣、帽、鞋、口罩、洗手
		2	2. 备齐用物，放置有序
操作过程	使用无菌包	2	3. 核对物品名称、灭菌日期和灭菌效果
		4	4. 打开无菌包方法正确无污染
		4	5. 取治疗巾放于治疗盘内，将无菌包原折好，注明开包日期和时间
	使用无菌钳	10	6. 钳端始终向下，闭合钳端垂直取放，放入无菌钳筒后打开轴节
	铺无菌盘和倒无菌溶液	10	7. 将治疗巾双折铺与治疗盘上，上层扇形折叠，开口朝外
		6	8. 打开无菌容器，夹取无菌治疗碗放于无菌盘内
		4	9. 核对瓶签、溶液、瓶盖等质量后启开瓶盖，拉出瓶塞
		4	10. 一手握标签，倒出少量溶液冲洗瓶口，再倒出所需溶液，立即塞上瓶塞
		2	11. 消毒瓶口和瓶塞，注明开瓶日期和时间
		6	12. 折叠治疗巾三边
		2	13. 注明铺盘日期和时间
	戴手套	10	14. 核对手套号码、灭菌日期和灭菌效果，擦滑石粉后戴上无菌手套，手套的外面未被污染
	脱手套	4	15. 操作毕，翻转脱下手套，手未被污染
操作后处理		2	16. 清理用物，洗手
全程质量		3	17. 仪表端庄、言行举止优雅、大方、得体
		6	18. 操作熟练、规范
		8	19. 遵守无菌操作原则，无污染
		2	20. 物品还原规范
		4	21. 操作时间符合要求，规定时间8分钟
		2	22. 应变能力强
总分		100	

附：无菌技术基本操作考核扣分标准

项目	评分细则	得分	A	B	C	D
操作前准备	1. 着装不符合要求扣 1 分，未洗手扣 2 分 2. 少一项扣 1 分	3 2	5	4	3	2
操作过程	3. 方法错误扣 2 分，污染全扣 4. 漏做一项扣 2 分，污染全扣 5. 用法错误扣 2 分，污染一次扣 5 分 6. 方法错误扣 2 分 7. 污染一次扣 5 分，污染全扣 8. 一项未做扣 1 分，污染全扣 9. 方法错误扣 2 分，污染全扣 10. 一项扣 1 分 11. 一项错扣 2 分，污染扣 4 分 12. 一边错全扣 13. 方法错误扣 2 分 14. 污染一次扣 4 分 15. 一项扣 2 分	2 4 4 10 10 6 4 4 2 6 2 10 4	68	60	52	44
操作后处理	16. 一项未做好扣 1 分	2	2	1	0	0
全程质量	17. 酌情扣 1～2 分 18. 否则各扣 2 分 19. 污染一次扣 2 分 20. 酌情扣分 21. 每超过 30 秒扣 1 分 22. 酌情扣分	3 6 8 2 4 2	25	20	15	10
总分		100				
备注	A. 优秀： B. 良好： C. 及格： D. 不及格：					

思 考 题

1. 老年人保护性约束的操作考核标准是什么？
2. 无菌技术的操作考核标准是什么？
3. 体格检查的操作考核标准是什么？
4. 鼻饲技术的操作考核标准是什么？
5. 口服给药的操作考核标准是什么？

147

第十一章　老年护理常用抢救流程

本章重点概述

爱心护理院的住院老人年老体弱，病情瞬息万变，当住院老人突然病情恶化，生命垂危的时候，规范、有序、及时的抢救措施对挽救老人的生命有着决定性的作用。本章就休克、急性心肌梗死、急性呼吸衰竭、急性呼吸道梗阻等抢救流程做详细介绍。

第一节　休克抢救程序

维护重要脏器供血供氧				
体位：头与双下肢均抬高 20°左右	畅通气道：双鼻管输氧		开放静脉通道或双条静脉通道	
迅速病因治疗				
过敏性 ↓ 肾上腺皮质素 钙剂	心源性 ↓ 控制心衰 急性心包填塞 穿刺引流减压 纠正心律失常	创伤性 ↓ 止痛、止血、 包扎、固定 内脏破裂及 早探查	感染性 ↓ 扩容、抗感染、 清除病灶	失血、低血容量性 扩容：（先平衡液、 后糖液），输血、中 分子右旋糖酐、 血浆、白蛋白
严密监护、防多系统器官功能衰竭（MSOF）				
采血：血气分析、电解质、Cr、BUN、血渗压、凝血、血象检查；血常规、血小板、凝血酶原时间、纤维蛋白原定量、3P试验	床旁拍 X 线胸片、ECG、心电监护、尿常规、比重、尿渗压、记每小时尿量 V、P		血流动力学 血压、脉压差、 有条件：CVP（中心静脉压） CO（心排出量） CI（心脏指数） PWAP（肺毛细血管楔压）	
纠正酸中毒改善脏器灌注				
纠正酸中毒	应用血管活性剂，血容量已补足		微循环扩张	
5%碳酸氢钠	多巴胺、酚妥拉明、山莨菪碱		间羟胺或去甲肾上腺素与酚妥拉明联合应用	

148

第二节　急性左心衰肺水肿抢救程序

基本抢救措施 ↓		
体位：坐位或半坐位，双腿下垂床旁	给氧及消泡： 鼻导管或面罩加压给氧，2000～6000ml/min，使氧气通过 20％～30％乙醇湿化瓶，以消泡 糖皮质激素：氢化可的松 100～200mg＋10％葡萄糖液 100ml，或地塞米松 10mg iv	镇静： 哌替啶 50～100mg 皮下注射或肌内注射 或吗啡 5～10mg，皮下注射或肌内注射 注意适应证
正性肌力减轻前后负荷 ↓		
快作用强心药：毛花苷丙 0.4mg 静脉注射，冠心病患者可用毒毛花苷 K 0.25mg 静脉注射。或选用多巴胺或多巴酚丁胺，主动脉内球囊泵	强利尿剂：呋塞米 20mg 或利尿酸钠 25mg 静脉注射，可 15～20min 重复，（记 24 小时出入量），注意补钾	血管扩张剂：选用作用迅速的血管扩张剂如硝酸甘油、硝普钠等
进入 ICU 监测 ↓		
去除诱因、监护 控制高血压 控制感染 手术治疗机械性 心脏损伤 纠正心律失常	心电及血流动力学及 血气分析	支持疗法 防治水、电解质及酸碱平衡紊乱

第三节　急性心肌梗死抢救程序

入院前紧急处理		
疼痛： 肌内注射吗啡 也可同时肌内注射阿托品	低血压： 用升压药 建立静脉通道	休克：5 葡萄糖液 500ml＋升压药转送有监护设备的冠心病监护病房
入院后的处理		
吸氧 监测血气分析 心电监护：有心衰及休克易做漂浮导管，行血流动力学监测	缓解疼痛： 哌替啶、吗啡 含服硝酸酯类 维持静脉通道 危重病人建立两条以上静脉通道	休息： 绝对卧床一周 食物热量＜1500 卡/天 服缓泻药 极化液（GIK）应用
限制和缩小梗死范围		
静脉溶栓： 冠脉内溶栓或急诊经皮穿刺冠状动脉腔内成形术，链激酶、尿激酶，重组组织型纤溶酶原激活剂，硝酸酯类药物	抗凝药 肝素或低分子肝素 阿司匹林 氯吡格雷	β-受体阻滞剂 掌握适应证及严密观察
紧急处理严重并发症		
抗心律失常 ↓ 室性早搏： 利多卡因，静脉补钾、镁 室速、室颤： 利多卡因、电除颤 非阵发性室性心动过速和室上性心动过速： 心率＜110 次/分，无需处理。 心动过缓、房室传导阻滞（AVB）： 阿托品，安置临时或永久型心脏起搏器	抗休克 ↓ 补充血容量 多巴胺或多巴酚丁胺 主动脉内气囊反搏加血管扩张剂	抗心衰 ↓ 减轻前后负荷 呋塞米（速尿），限钠 正性肌力药：多巴酚丁胺

第四节 严重心律失常抢救程序

基本抢救程序 ↓		
吸氧 建立静脉通道	描记全导联 ECG 和长 II 导联 ECG 查血气、电解质、心肌酶	接心电监护仪、除颤器

紧急处理心律失常 ↓			
II°-III°房室传导阻滞（II-III°AVB）： 阿托品或异丙肾上腺素静脉滴注 安置心脏临时起搏器	房颤、房扑： 转律：奎尼丁、胺碘酮、维拉帕米（异搏定）或电复律 减慢心室律： 洋地黄类（预激者禁用）、维拉帕米或β-受体阻滞剂	室上速： 维拉帕米（异搏定） 洋地黄类（非预激者） 升压药： 电复律： 人工心脏超速起搏抑制	室速： 普通型 利多卡因或普罗帕酮（心律平）iv 洋地黄中毒时用苯妥英钠 iv 尖端扭转型 硫酸镁、 异丙肾上腺素 或阿托品

进一步治疗 ↓		
纠治低钾血症 纠治低镁血症	支持疗法 并纠正水、酸碱失衡	加强监护 营养心肌药物

第五节 急性肾衰竭抢救程序

早期
↓

1. 治疗原发病
2. 尽早使用利尿剂维持尿量
(1) 甘露醇 12.5～25g 静脉滴注，观察 2 小时，无效重复使用一次；
(2) 呋塞米 240mg 静脉注射，观察 2 小时，无效加倍使用一次。
3. 血管扩张剂：多巴胺 10～20mg，酚妥拉明 5～10mg，加入 10% 葡萄糖 300ml 静脉滴注，15 滴/分。
4. 上述治疗无效，急性肾衰竭确立，按少尿期处理。

少尿期
↓

1. 限制入水量。
2. 高热量、高必需氨基酸、低蛋白饮食。
3. 纠正水、电解质、酸碱平衡紊乱。
4. 保守疗法不理想时尽早透析。
5. 透析指征：
(1) 血 K^+ ＞6.5mmol/l；
(2) 血尿素氮＞28.6mmol/l，或血肌酐＞530.4μmol/l；
(3) 二氧化碳结合力＜15mmol/l；
(4) 少尿期＞72 小时；
(5) 明显水钠潴留表现；
(6) 明显尿毒症表现。

多尿期
↓

1. 根据血尿素氮调整饮食，递增蛋白质摄入量。
2. 调整补充水、电解质。

第六节 急性呼吸衰竭抢救程序

A：急性呼吸衰竭	B：慢性呼吸衰竭急性加重
建立通畅的气道 ↓	
A：迅速气管内插管 清除气道分泌物 气道湿化	B：鼓励咳嗽、体位引流、吸痰、祛痰剂、雾化吸入、糖皮质激素
A&B：支气管扩张剂	
氧 疗 ↓	
A：短期内较高浓度 吸氧浓度（FiO_2）＝ 0.50	B：持续低流量 吸氧浓度（FiO_2）＝ 0.30～0.40
增加通气量，改善二氧化碳潴留 ↓	
A&B：机械通气：容量控制、同步指令、压力支持通气 B：呼吸兴奋剂（无效时）	
A：潮气量不宜大 频率稍快	B：潮气量稍大 频率宜慢：吸呼比（I∶E）＝ 1∶2 以上
纠正酸碱失调和电解质紊乱 ↓	
控制感染 ↓	
A：有感染征象时	B：强效、广谱、联合、静脉使用
A&B：营养支持、治疗原发病、避免及治疗合并症	
B：抗心衰、利尿、强心、降肺动脉压	

第七节 心脑肺复苏程序

发现病人突然意识丧失或伴惊厥
↓
目击者迅速判断是否心脏骤停
↓
置病人于硬板床呈仰卧位，触颈动脉搏动消失
↓
立即右手拳击病人胸骨中点一次
↓
触颈动脉仍无搏动
↓
基础生命支持（BLS）及高级生命支持（ALS）并举
↓

开放气道： 吸痰、声门前高频输氧，口对口人工呼吸，气管插管，气囊或呼吸机通气（给高浓度氧或纯氧）	持续心脏按压术： 每分钟 100 次，与人工呼吸的比例是 30：2 接上心电除颤，监护仪示室颤：即反复除颤，（电能：200～360 焦耳） 示停搏：立即紧急起搏	开放两条静脉通道： 使用肾上腺素、阿托品等复苏药及肾上腺皮质激素，碱性药物，抗颤剂等；导尿、查尿常规、比重、记尿量；采血：查血气，电解质、BUN、Cr 等

复苏成功或终止抢救
↓

详细记录抢救经过，召开抢救人员讨论会（拟定稳定自主循环），强化呼吸管理、脑复苏措施、热量、液量与成分及监护项目等总结经验教训

第八节　急性噎食抢救流程

进食时，突然呛咳、不能发音、呼吸急促、喘鸣、皮肤发绀，
严重者迅速出现意识丧失，呼吸、心搏停止。
发现这种情况，禁忌叩击病人的背部

↓

噎食者站着或坐着

↓

1. 抢救者站在病人背后，用两手臂环绕病人的腰部
2. 一手握拳，将拳头拇指一侧放在病人胸廓下和肚脐上的腹部
3. 用另一手抓住拳头，向内上方、快速地、反复地、有节奏地、有力地、冲击性地
   压迫患者腹部，以形成的气流把异物冲出

↓

重复以上手法直到异物排出，操作时让病人头部略低，嘴巴张开，以利
阻塞物吐出

↓

噎食者躺倒在地，由于缺氧而无意识时

↓

1. 患者仰平卧，两腿左右分开
2. 抢救者面对病人，迅速骑跨在病人的髋部
3. 抢救者用一只手的掌跟，放在病人胸廓下肚脐上的腹部，两手掌跟重叠，用
   身体的重量，向内上方、快速、反复、有节奏、有力地冲击压迫病人的腹部，
   直至阻塞物排出

↓

看到阻塞物进入口腔，迅速用示指抠出

第九节 急性呼吸道梗阻抢救流程

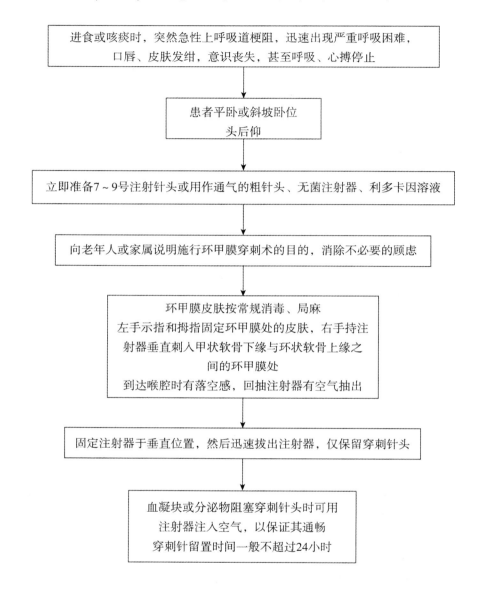

进食或咳痰时，突然急性上呼吸道梗阻，迅速出现严重呼吸困难，口唇、皮肤发绀，意识丧失，甚至呼吸、心搏停止

↓

患者平卧或斜坡卧位
头后仰

↓

立即准备7~9号注射针头或用作通气的粗针头、无菌注射器、利多卡因溶液

↓

向老年人或家属说明施行环甲膜穿刺术的目的，消除不必要的顾虑

↓

环甲膜皮肤按常规消毒、局麻
左手示指和拇指固定环甲膜处的皮肤，右手持注射器垂直刺入甲状软骨下缘与环状软骨上缘之间的环甲膜处
到达喉腔时有落空感，回抽注射器有空气抽出

↓

固定注射器于垂直位置，然后迅速拔出注射器，仅保留穿刺针头

↓

血凝块或分泌物阻塞穿刺针头时可用注射器注入空气，以保证其通畅
穿刺针留置时间一般不超过24小时

思 考 题

1. 休克的抢救流程是什么？
2. 急性呼吸道梗阻的抢救流程是什么？
3. 急性左心衰、肺水肿的抢救流程是什么？
4. 急性呼吸衰竭的抢救流程是什么？
5. 心脑肺复苏的流程是什么？

第十二章　老年护理常见护理风险预案

本章重点概述

安全问题对于爱心护理院和入住老年人都十分重要。随着我国人口老龄化的日益加重，入住爱心护理院的老年人也在迅速增加，伴随而来的是老年人意外伤害事件，以及由此引发的纠纷也在不断攀升，这在一定程度上影响了爱心护理院的健康发展。预防意外伤害的发生逐渐成为爱心护理院的重点工作。

第一节　住院老年人走失预防预案

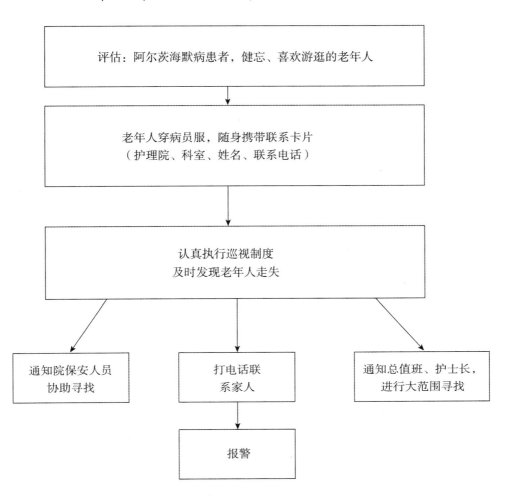

第二节 住院老人烫伤预防预案

风险评估：

1. 昏迷、嗜睡、瘫痪、衰竭、感觉迟钝、思维紊乱等
2. 需要热疗的老年人
3. 年老体弱，年龄 > 65岁者

↓

严格按照操作规程进行热疗

预防措施：

1. 使用前告知老年人热疗的目的、方法，注意事项
2. 严禁自行使用热疗
3. 使用暖水袋时，先加冷水后加热水，水温60℃左右；昏迷、瘫痪、麻醉未醒、感觉迟钝者水温 < 50℃
4. 热水袋外裹毛巾，与皮肤距离 > 5cm或放在两层被子之间
5. 正确掌握微波、红外线灯等热疗设备的时间、温度、距离
6. 特殊老年人在护士亲自指导下进行热疗

观察：

1. 定时巡视
2. 观察局部皮肤有无发红、水泡，询问老年人有无疼痛等不适主诉
3. 护理记录，进行交接班

出现烫伤的处理：

1. 立即停止热疗
2. 根据烫伤部位、范围、程度及时处理
3. 及时记录，上报护理部

备注：1. 热水瓶位置固定，避免碰撞
2. 定时进行避免烫伤教育，禁止行动不便的老年人自行打热水

第三节　住院老人跌倒预案

风险评估：
　　对身体虚弱、在家或住院有跌倒史、有直立性低血压史、使用易导致嗜睡药物、年龄＞65岁、有眩晕症状、使用利尿剂、使用缓泻剂、物理因素（如地滑、鞋底状况）、生活自理能力缺失的老年人进行跌倒评估

⬇

1. 评估分值＞1分，在护理记录单中记录"高危险性伤害/跌倒"护理问题
2. 对老年人及家属进行预防跌倒宣教，每3天重新评估，每3天进行宣教一次

⬇

住院期间发生跌倒　→　立即通知医生

1. 检查全身皮肤有无伤口，有无头部着地，有无骨折等
2. 立即通知家属
3. 进行X线摄片、头部CT检查，请相应科室会诊

报医疗护理部、生活照料部

加强跌倒宣教；加强交接班；加强养老医师、养老护士、养老护理员、家属预防跌倒意识教育

第四节 住院老人自杀预防预案

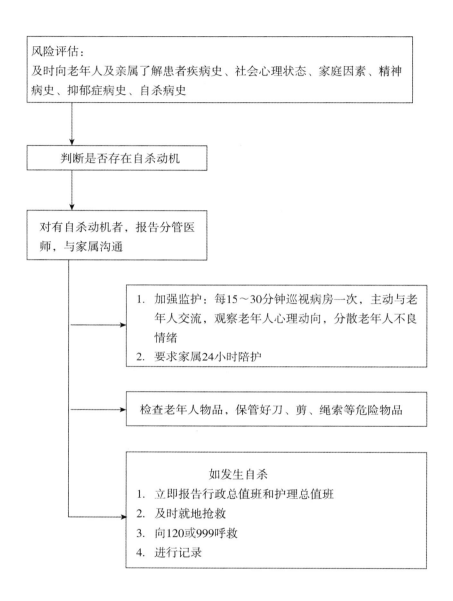

风险评估：
及时向老年人及亲属了解患者疾病史、社会心理状态、家庭因素、精神病史、抑郁症病史、自杀病史

↓

判断是否存在自杀动机

↓

对有自杀动机者，报告分管医师，与家属沟通

1. 加强监护：每15～30分钟巡视病房一次，主动与老年人交流，观察老年人心理动向，分散老年人不良情绪
2. 要求家属24小时陪护

检查老年人物品，保管好刀、剪、绳索等危险物品

如发生自杀
1. 立即报告行政总值班和护理总值班
2. 及时就地抢救
3. 向120或999呼救
4. 进行记录

第五节　住院老人精神症状应急预案

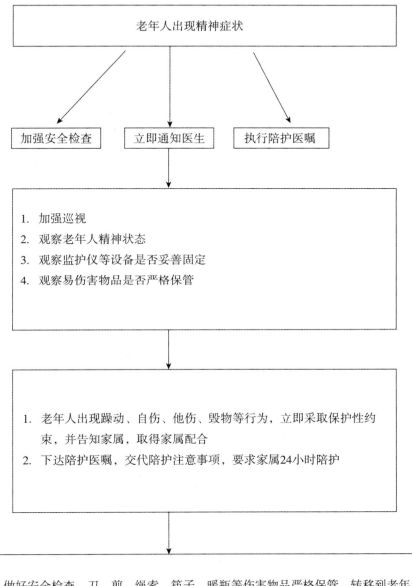

老年人出现精神症状

加强安全检查　　立即通知医生　　执行陪护医嘱

1. 加强巡视
2. 观察老年人精神状态
3. 观察监护仪等设备是否妥善固定
4. 观察易伤害物品是否严格保管

1. 老年人出现躁动、自伤、他伤、毁物等行为，立即采取保护性约束，并告知家属，取得家属配合
2. 下达陪护医嘱，交代陪护注意事项，要求家属24小时陪护

1. 做好安全检查，刀、剪、绳索、筷子、暖瓶等伤害物品严格保管，转移到老年人不能随意拿到的地方
2. 必要时转院，进行精神专科治疗

第六节　住院老人压疮防治预案

1. 老年人入院后，分管护士长负责带领分管医师、护士、生活护理部主任，根据压疮危险因素对老人进行入院评估和定期评估
2. 分管护士长检查压疮防治护理计划的制定情况

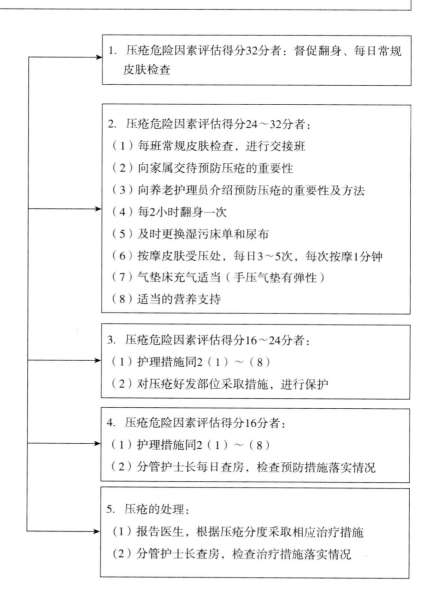

1. 压疮危险因素评估得分32分者：督促翻身、每日常规皮肤检查

2. 压疮危险因素评估得分24～32分者：
（1）每班常规皮肤检查，进行交接班
（2）向家属交待预防压疮的重要性
（3）向养老护理员介绍预防压疮的重要性及方法
（4）每2小时翻身一次
（5）及时更换湿污床单和尿布
（6）按摩皮肤受压处，每日3～5次，每次按摩1分钟
（7）气垫床充气适当（手压气垫有弹性）
（8）适当的营养支持

3. 压疮危险因素评估得分16～24分者：
（1）护理措施同2（1）～（8）
（2）对压疮好发部位采取措施，进行保护

4. 压疮危险因素评估得分16分者：
（1）护理措施同2（1）～（8）
（2）分管护士长每日查房，检查预防措施落实情况

5. 压疮的处理：
（1）报告医生，根据压疮分度采取相应治疗措施
（2）分管护士长查房，检查治疗措施落实情况

思 考 题

1. 预防老人烫伤的措施包括哪些？
2. 如何评估老人的跌倒风险？
3. 如何评估老人的走失风险？
4. 老人出现精神症状后，应如何处理？
5. 对易发生压疮的老人，预防措施有哪些？

第十三章　护理应急措施和程序

本章重点概述

在爱心护理院护理工作中，各种紧急情况时有发生，提高护理人员的应急和应变能力，对各种有可能发生的事件做到尽早预防和有效防护有很重要的意义。本章内容主要介绍护理人员在遇到各种突发事件时的应急措施及流程。

第一节　老年护理差错事故应急措施和程序

一、应急措施

1. 各病区要严格执行各项规章制度和护理操作常规、规范，有效地防止和避免护理差错事故的发生。遵守护理差错事故的上报、处理和管理制度。

2. 发生护理差错事故时，要积极采取补救措施，以减少和消除由于差错事故造成的不良影响，并做好老年人及家属的安抚工作，防止事态扩大。

3. 发生护理差错事故相关的各种记录、化验单等资料及药品、器械等物品妥善保管，以备鉴定时用。

4. 为查明事故的原因，必要时向去世老年人家属提出尸检的书面要求，家属提供书面答复。

5. 发生差错事故的责任者立即向护士长报告，护士长在 24 小时内口头和电话报护理部，重大事故立即报告科主任、护理部及院领导。

6. 由护理部组织护理质控小组讨论差错事故的性质，分析原因，提出整改措施并上报院领导，根据医院相关规定做出处理。

7. 情况查明后，由医院、科室向老年人或家属做详细说明。

二、处理程序

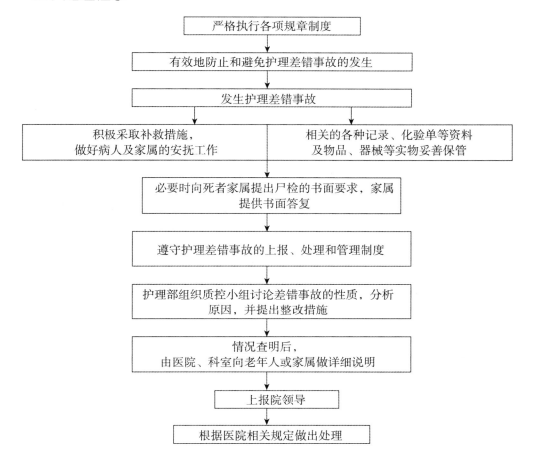

第二节 用药错误的应急措施

一、预防措施

1. 用药时严格执行"三查七对",准确掌握给药剂量、药物浓度、用法和时间,认真核对老年人姓名、床号、药物名称及有效期。

2. 严格遵守操作规程及无菌技术原则。无注册护士资格的护理人员或护生必须在带教老师指导下进行操作。

3. 按医嘱规定的时间配药及发药。

4. 护士在一般情况下不得执行口头医嘱,抢救老年人时需要执行口头医嘱,应复诵一遍,经医生核对无误后方可执行。

5. 老年人的各种用药及治疗必须经 2 人核对。注射及静脉药物在药瓶上(药剂瓶及加药瓶）注明老年人的床号、姓名、药物名称、药物记录。口服药做到发药到口，如病人有疑问时，应重新核对，确认无误后给予解释，及时收回空药杯。

6. 做过敏试验和注射皮试药前必须询问过敏史，确认无误时方可执行，并备肾上腺素 1 支，空针 1 副。

7. 用药后，随时观察用药的效果及不良反应，及时与医生取得联系，遵医嘱处理。

8. 各班护士下班前要检查医嘱本和治疗单是否有遗漏，如果发现遗漏医嘱应及时采取补救措施。护士长监督检查医嘱执行情况，发现问题及时纠正。

二、应急措施

1. 发生用药错误后，如为口服药，观察老年人反应，如静脉给药，立即停止输液，更换液体及输液器，保留静脉通路，同时报告医生和护士长，遵医嘱进行相应处理。

2. 如发生过敏性休克，按照过敏性休克应急预案执行。情况严重者就地抢救，记录老年人生命体征、一般情况、抢救过程及结果。

3. 对老年人及家属做好安抚工作，尽最大努力将老年人的各方面损害降到最低，避免事态扩大。

4. 如老年人及家属有异议且无法协调，要求对用物及药物或护理文书进行封存时，按《医疗事故处理条例》有关程序进行。

5. 护士长应在 24 小时内填写护理差错、事故报表上报护理部。

三、程序

（一）预防程序

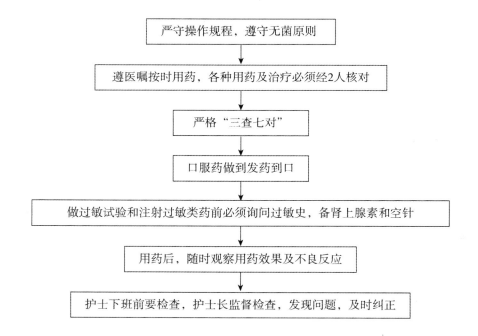

（二）应急措施

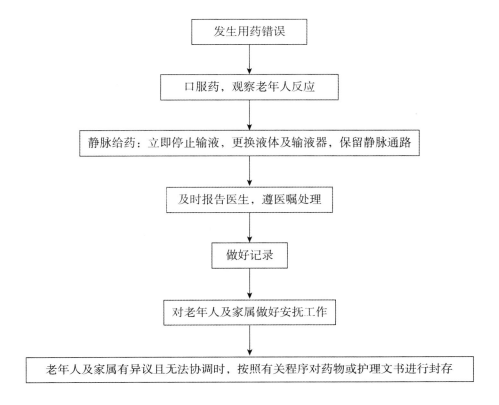

第三节　药物不良反应的应急措施及程序

一、应急措施

1. 根据药物的种类、性质分类放置，定期检查，及时更换，如出现沉淀、变质、过期等严禁使用。

2. 严格执行查对制度及无菌技术操作规程，掌握药物的配伍禁忌，现配现用。

3. 加强巡视，观察老年人用药后反应，发现异常反应及时通知医生，配合处理。

4. 如出现药物不良反应病例，由主管医生或主管护师按要求填写《药品不良反应报告卡》，并报告药剂科。

二、程序

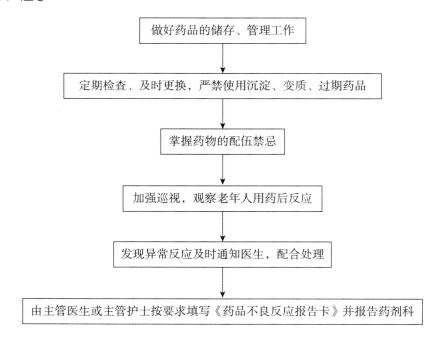

做好药品的储存、管理工作

↓

定期检查、及时更换，严禁使用沉淀、变质、过期药品

↓

掌握药物的配伍禁忌

↓

加强巡视，观察老年人用药后反应

↓

发现异常反应及时通知医生，配合处理

↓

由主管医生或主管护士按要求填写《药品不良反应报告卡》并报告药剂科

第四节　老年人出现输液反应的应急措施及程序

一、应急措施

1. 减慢输液速度或停止输液，保留静脉通路，改换输液器和液体。
2. 报告医生并遵医嘱处理。
3. 情况严重者就地抢救，必要时行心肺复苏。
4. 严密观察病情变化，记录老年人生命体征、一般情况和抢救过程。
5. 及时报告医院医务部、护理部、药剂科。
6. 保留输液器和药液，同时取相同批号的液体、输液器和注射器分别送检。
7. 老年人家属有异议时按《医疗事故处理条例》相关程序对余液和输液器具封存。

二、程序

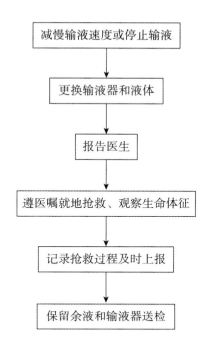

减慢输液速度或停止输液

更换输液器和液体

报告医生

遵医嘱就地抢救、观察生命体征

记录抢救过程及时上报

保留余液和输液器送检

第五节 输液过程中出现肺水肿的应急措施和程序

一、应急措施

1. 发现老年人出现肺水肿症状时，立即停止输液或减慢输液速度。

2. 及时与医生联系进行紧急处理。

3. 将老年人安置为端坐位，双下肢下垂，以减少回心血量。

4. 高浓度给氧，减少肺泡毛细血管渗出，同时湿化瓶内加入 20％～30％乙醇，改善肺部气体交换，缓解缺氧症状。

5. 遵医嘱给予镇静、扩血管和强心药物。

6. 必要时进行四肢轮流结扎，每隔 5～10 分钟轮流放松一侧止血带，可有效地减少回心血量。

7. 认真记录老年人抢救过程。

8. 老年人病情平稳后，加强巡视，重点交接班。

二、程序

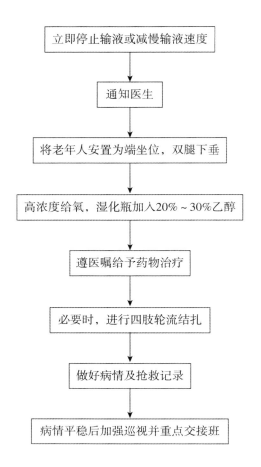

立即停止输液或减慢输液速度

↓

通知医生

↓

将老年人安置为端坐位，双腿下垂

↓

高浓度给氧，湿化瓶加入20%～30%乙醇

↓

遵医嘱给予药物治疗

↓

必要时，进行四肢轮流结扎

↓

做好病情及抢救记录

↓

病情平稳后加强巡视并重点交接班

第六节　药物引起过敏性休克的应急措施和程序

一、预防过敏反应的措施

1. 护理人员给老年人应用药物前应询问老年人是否有该药物过敏史，按要求做药物过敏试验，凡有过敏史禁忌做该药物的过敏试验。

2. 正确实施药物的过敏试验，过敏试验药液的配置浓度、皮内注入剂量及试验结果判断都应按照要求正确操作，过敏试验阳性者禁用此药。

3. 该药过敏试验结果阳性老年人或对该药有过敏史者，禁用此药。同时在该老年人医嘱单、病历牌上注明过敏药物名称，并告知老年人及其家属。

4. 经药物过敏试验后凡接受该药治疗的老年人，停用此药3天以上，应重新做过敏试验，阴性者方可再次用药。

5. 抗生素药物应现配现用，配制溶媒要符合要求。

170

6. 严格执行查对制度，做药物过敏试验前要警惕过敏反应的发生，在治疗盘内备肾上腺素 1 支。

7. 药物过敏试验阴性，第一次注射后观察 20～30 分钟，注意观察老年人有无过敏反应，以防发生迟发型过敏反应。

二、过敏性休克应急措施

1. 老年人一旦发生过敏性休克，立即停止使用引起过敏的药物，就地抢救，并立即报告医生。

2. 立即平卧，遵医嘱皮下注射盐酸肾上腺素 1mg，如症状不缓解，每隔 30 分钟再皮下注射或静脉注射 0.5mg，直至脱离危险期，并注意保暖。

3. 改善缺氧症状，给予氧气吸入，呼吸抑制时应遵医嘱给予人工呼吸，喉头水肿影响呼吸时，应立即准备气管插管，必要时配合施行气管切开术。

4. 迅速建立静脉通道，补充血容量，必要时建立两条静脉通道。遵医嘱应用晶体液、升压药维持血压，应用氨茶碱解除支气管痉挛，给予呼吸兴奋剂，此外还可以给予抗组胺药及皮质激素类药物。

5. 发生心脏骤停，立即进行胸外心脏按压、人工呼吸及心肺复苏的抢救措施。

6. 密切观察老年人的意识、体温、脉搏、呼吸、血压及其病情变化，老年人未脱离危险前不宜搬动，做好观察、处理记录。

7. 按《医疗事故处理条例》规定，6 小时内据实补记抢救过程。

三、程序

（一）过敏反应防护程序

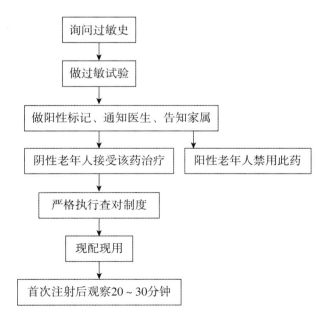

171

（二）过敏性休克急救程序

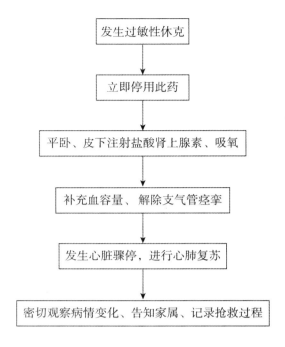

发生过敏性休克

↓

立即停用此药

↓

平卧、皮下注射盐酸肾上腺素、吸氧

↓

补充血容量、解除支气管痉挛

↓

发生心脏骤停，进行心肺复苏

↓

密切观察病情变化、告知家属、记录抢救过程

第七节　老年人发生静脉空气栓塞的应急措施和程序

一、应急措施

1. 发现输液器内出现空气或老年人出现空气栓塞症状时，立即排空输液器内残余空气或更换输液器。

2. 通知主管医生和病区护士长。

3. 将老年人置左侧位和头低脚高位。

4. 密切观察老年人病情变化，遵医嘱给予高浓度吸氧及药物治疗。

5. 病情危重时，配合医生积极抢救。

6. 认真记录病情变化及抢救过程。

二、程序

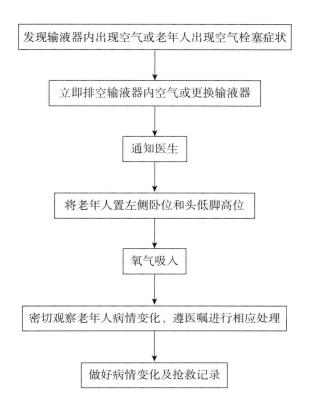

发现输液器内出现空气或老年人出现空气栓塞症状

↓

立即排空输液器内空气或更换输液器

↓

通知医生

↓

将老年人置左侧卧位和头低脚高位

↓

氧气吸入

↓

密切观察老年人病情变化、遵医嘱进行相应处理

↓

做好病情变化及抢救记录

第八节　住院老年人发生躁动时的应急措施及程序

一、应急措施

1. 护士应首先查明躁动原因，及时通知医生，给予相应的处理。

2. 密切观察老年人病情，注意观察意识及生命体征的变化，保持呼吸道通畅。

3. 在监护病房的老年人，要有专人看护，加用床档，必要时使用保护性约束，防止误伤及自伤。

4. 对麻醉恢复期出现躁动的老年人，与家属进行沟通，以减轻他们的紧张心理，取得合作。

5. 病情逐渐加重引起躁动的老年人，护士应及时通知医生，采取措施控制病情。

6. 昏迷病人病情逐渐好转时出现躁动，经常呼唤老年人，了解意识恢复程度。

7. 如果老年人意识模糊或有异常者，护士要给老年人加用床档，按时巡视，以免躁动时老年人发生坠床。

8. 护士对与躁动老年人实施保护性措施时，对老年人及家属履行告知义务，约束时注意动作轻柔，避免对老年人造成损伤，同时要经常观察约束肢体的颜色。

173

9. 对老年人加强生活护理工作，增加老年人舒适度，减少不良因素对老年人的刺激。

10. 注意保持环境安静，减少声音对老年人的不良刺激。

二、程序

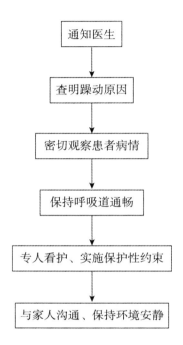

第九节　老年人在住院期间出现精神症状的应急措施及程序

一、应急措施

1. 护士首先应详细了解病情，做到心中有数，及时向医生汇报和通知家属。老年人出现精神症状期间，要有家属陪护。

2. 在兴奋和有伤人企图的患者面前，护士要做到冷静、沉着、大胆，同时也要注意自我防护，防止被老年人咬伤、打伤等意外事情的发生。

3. 护士在语言态度上要尊重老年人，以消除老年人的恐惧和敌对情绪。

4. 对于躁动老年人应专人重点护理，必要时采取约束老年人的方法，防止跌伤、坠床，同时要经常观察被约束老年人的肢体颜色，以便了解血运情况。

5. 对老年人用品要严格管理，如刀子、剪子、热水杯等易造成自伤和伤人的物品禁止放在患者处。

6. 吃药时要看护老年人服下，经检查确认无误后方可离去。

7. 测体温时要有专人始终守护在患者身边，以免咬断或将体温表做为伤害性物品。

8. 饮食以无骨，无刺激为宜，防止暴食，必要时协助老年人进食。进食时注意避免发生误吸、呛咳，防止发生吸入性肺炎。

9. 老年人持续兴奋躁动时，体力消耗极大，应保证营养和水分的及时供给。

10. 从生活上关心体贴老年人，对老年人的合理要求，要尽量满足；对不合理的要求，要耐心解释。

11. 护士给老年人做好基础护理，保持床单位的清洁、干燥、无渣屑，预防压疮发生。

二、程序

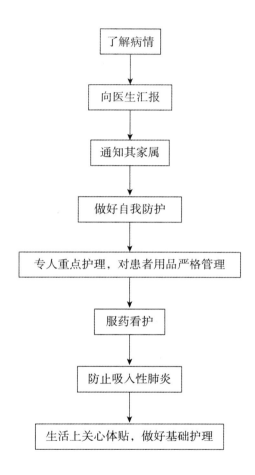

了解病情

↓

向医生汇报

↓

通知其家属

↓

做好自我防护

↓

专人重点护理，对患者用品严格管理

↓

服药看护

↓

防止吸入性肺炎

↓

生活上关心体贴，做好基础护理

第十节　住院患者发生坠床的应急措施及程序

一、应急措施

1. 对意识不清伴躁动不安的老年人，应加床档，并有家属陪伴。

2. 对极度躁动的老年人，可用约束带实施保护性约束，但要注意动作轻柔，经常检查局部皮肤，避免对老年人造成损伤。

3. 在床上活动的老年人，嘱其活动时要小心，做力所能及的事情，如有需要可以让护士帮助。

4. 对于有可能发生病情变化的老年人，要认真做好健康教育，告诉老年人不做体位突然变换的动作以免引起血压快速变化，造成一过性脑供血不足，引起晕厥等症状，易发生危险。

5. 教会老年人一旦出现不适症状，最好先不要活动，应用信号灯告诉医护人员，给予必要的处理措施。

6. 一旦老年人不慎坠床，护士应立即到老年人身边，通知医生检查老年人坠床的着力点，迅速查看身体状况和局部情况，初步判断有无危及生命的症状、骨折或肌肉、韧带损伤等情况。

7. 配合医生对老年人进行检查，根据伤情采取必要急救措施。

8. 加强巡视至病情稳定。巡视中严密观察病情变化，发现病情变化，及时向医生汇报。

9. 及时准确记录病情变化，认真做好交接班。

二、程序

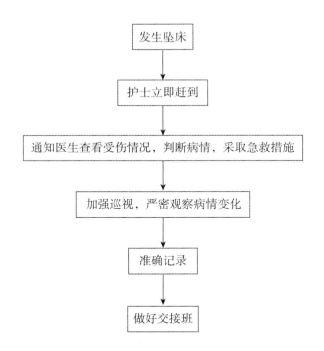

第十一节　老年人住院期间出现摔伤的应急措施和程序

一、应急措施

1. 检查病房设施，不断改进完善，杜绝不安全隐患。

2. 当老年人突然摔倒时，护士应立即到老年人身边，检查老年人摔伤情况，通知医生，判断老年人的神智、受伤部位伤情程度及全身状况等，并初步判断摔伤原因。

3. 对疑有骨折或肌肉、韧带损伤的老年人，根据摔伤的部位和伤情采取相应的搬运老年人方法，将老年人抬至病床，请医生对老年人进行检查，必要时遵医嘱行 X 线摄片检查及其他治疗。

4. 对于摔伤头部，出现意识障碍等危及生命的情况时，应立即将老年人轻抬至病床上，严密观察病情变化，注意瞳孔、神智、呼吸、脉搏、血压等生命体征的变化情况，通知医生，迅速采取相应的急救措施。

5. 受伤程度较轻者，可搀扶或用轮椅将老年人送回病床上，嘱其卧床休息，安慰老年人，并测量血压、脉搏，根据病情做进一步的检查和治疗。

6. 对于皮肤出现瘀斑者进行局部冷敷；皮肤擦伤渗血者常规消毒处理后，以无菌敷料包扎出血较多或有伤口者先用无菌纱布压迫止血，再由医生酌情进行伤口清创缝合；创面较大、伤口较深者遵医嘱采取预防破伤风的措施。

7. 加强巡视，及时观察采取措施后的效果，直到病情稳定。

8. 准确及时书写护理记录，认真交班。

9. 向老年人了解当时摔倒的情景，帮助老年人分析摔倒的原因，向老年人做宣教，指导提高老年人的自我防范意识，尽可能避免再次摔伤。

二、程序

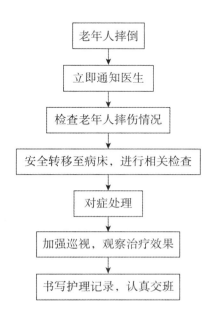

老年人摔倒

立即通知医生

检查老年人摔伤情况

安全转移至病床，进行相关检查

对症处理

加强巡视，观察治疗效果

书写护理记录，认真交班

第十二节 住院老年人发生烫伤的应急措施及程序

一、应急措施

1. 护士全面了解病员的病情。

2. 对意识障碍、瘫痪、感觉减退、全麻未醒、自主活动丧失的老年人禁用热水袋等保暖。必须使用时，热水袋水温应≤50℃并加布套。

3. 向老年人及家属做好宣教工作，防止发生烫伤。

4. 护士每天检查病人皮肤情况。

5. 发生烫伤后，报告护士长及主管医生，记录详细情况（发生的时间、烫伤范围、深度），并根据情况处理。

6. 班班交接烫伤创面，直到痊愈。

二、程序

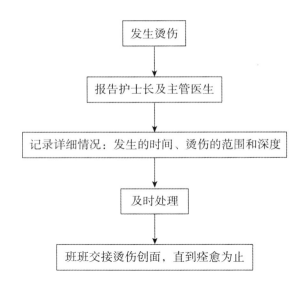

第十三节 老年人突发猝死应急措施及程序

一、应急措施

1. 护士应严格遵守护理院及科室各项规章制度，坚守岗位，定时巡视病房，尤其是对新入院老年人、危重老年人应按要求巡视，及早发现病情变化，尽快采取抢救措施。

2. 急救物品做到"四固定"，班班清点，同时检查急救物品的性能，完好率100%。

3. 护士应熟练掌握心肺复苏流程，常用急救仪器性能、使用方法及注意事项。仪器及时充电，定期检查防止电池耗竭。

4. 老年人在病房内猝死，应迅速作出准确判断，第一发现者不要离开老年人，应

178

立即进行胸外心脏按压、人工呼吸等急救措施，同时请旁边的老年人或家属帮助呼叫其他医务人员。

5. 抢救时应注意心肺脑复苏，开放静脉通路，必要时开放两条静脉通道。

6. 发现老年人在厕所、走廊等病房以外的环境下发生猝死，迅速做正确判断后，立即就地抢救，行胸外心脏按压、人工呼吸等急救措施，同时请旁边的老年人或家属帮助呼叫其他医护人员。

7. 其他医务人员到达后，按心肺复苏抢救流程迅速采取心肺复苏，及时将老年人搬上病床，搬运过程中不可间断抢救。

8. 在抢救中，应注意随时清理环境，合理安排将急救设备摆放到位，腾出空间，利于抢救。

9. 参加抢救的人员应注意相互密切配合，有条不紊，严格查对，及时做好各项记录，并认真做好与家属的沟通、安慰等心理护理工作。

10. 按《医疗事故处理条例》规定，在抢救结束后 6 小时内，据实、准确记录抢救过程。

11. 对于高龄老人或患有癌症等不可治愈疾病（包括疼痛）的老人。如老人曾立下"生前预嘱"，或者家属同意放弃抢救。则以上的急救措施可以不予进行。意义：

（1）让老人有尊严地、安详地辞世；

（2）节省医疗资源，减轻家属经济负担。

12. 抢救无效死亡，协助家属为老年人穿戴整齐，通知殡仪馆将尸体运走（大多爱心护理院不设太平间，但为临终老人准备专用房间）。老年人去世后按老人愿望穿戴整齐后直接由专车运走，到殡仪馆冷藏。并向医务处或总值班汇报抢救过程和结果。

二、程序

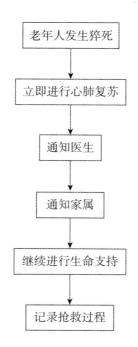

第十四节 老年人有自杀倾向的应急措施及程序

一、应急措施

1. 发现老年人有自杀倾向时，立即报告科室主任、护士长和主管医生。

2. 及时与老年人家属取得联系，告知家属24小时监护，不得离开。

3. 检查老年人病室内环境，若发现私藏药品、锐器等危险物品给予没收，锁好门窗，防止意外。

4. 查找老年人自杀原因，有针对地做好心理护理，尽量减少不良刺激对老年人的影响。

5. 详细交接班，密切注意老年人心理变化，准确掌握心理状态。

6. 通知医务处、护理部备案。

二、程序

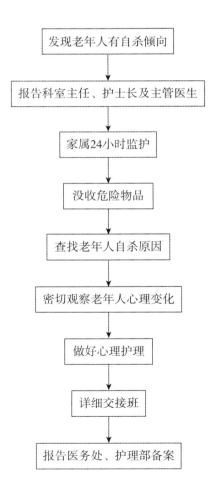

发现老年人有自杀倾向

↓

报告科室主任、护士长及主管医生

↓

家属24小时监护

↓

没收危险物品

↓

查找老年人自杀原因

↓

密切观察老年人心理变化

↓

做好心理护理

↓

详细交接班

↓

报告医务处、护理部备案

第十五节 老年人外出不归时的应急措施及程序

一、应急措施

1. 发现老年人外出不归，应马上通知病室主管医生和护士长。
2. 通知医务部和护理部，夜间通知院总值班。
3. 查找老年人及家属联系电话。
4. 尽可能查找老年人去向。
5. 老年人返回后立即通知医务部、护理部和总值班，由主管医生及护士长按医院有关规定进行处理。
6. 若确属外出不归，需两人共同清理老年人用物，贵重物品等应登记并妥善保存。
7. 认真记录老年人外出过程。

二、程序

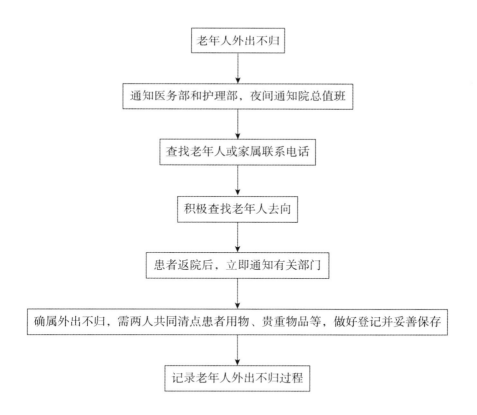

老年人外出不归

通知医务部和护理部，夜间通知院总值班

查找老年人或家属联系电话

积极查找老年人去向

患者返院后，立即通知有关部门

确属外出不归，需两人共同清点患者用物、贵重物品等，做好登记并妥善保存

记录老年人外出不归过程

思 考 题

1. 防止用药错误的措施包括哪些?
2. 老年人出现输液反应后的应急措施是什么?
3. 老年人出现躁动时的应急措施是什么?
4. 老年人住院期间发生摔伤后应如何处理?
5. 老年人突发猝死后的应急措施是什么?

阅读与思考

一、提灯女神弗洛伦斯·南丁格尔——护理事业的创始人和现代护理教育的奠基人

南丁格尔因她在克里米亚战争中对伤病员进行护理而闻名，被誉为"提灯女神"。1908年3月16日，在她88岁高龄时被授予"伦敦城自由奖"。她是世界上第一个真正的女护士，开创了护理事业。"5.12"国际护士节是全世界护士的共同节日，就是为了纪念这位近代护理的创始人而设立的，这一天是弗洛伦斯·南丁格尔的生日。

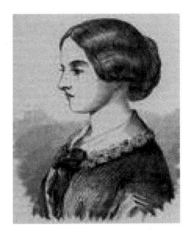

南丁格尔简介

中文名：　　弗洛伦斯·南丁格尔
外文名：　　Florence Nightingale
出生地：　　意大利佛罗伦斯
出生日期：　1820年5月12日
逝世日期：　1910年8月13日
职业：　　　护士
毕业院校：　英国剑桥大学，弗里奈尔护理学校

1820年5月12日，南丁格尔的父母在欧洲旅行的途中，在意大利的佛罗伦斯城生下了她。父母以此城之名为她取名：弗洛伦斯·南丁格尔。

南丁格尔生于一个名门富有之家，家境优裕。她的父亲威廉·爱德华是一个博学、有文化教养的人，是一名统计师。母亲芬妮·史密斯，也出身于英国望族，不但家道富裕，更是世代行善，名重乡里。南丁格尔毕业于剑桥大学，谙熟数学，精通英、法、德、意四国语言，除古典文学外，还精于自然科学、历史和哲学，擅长音乐与绘画。南丁格尔自幼便在家庭里接受教育。她母亲对她很不满意，因为她无意于婚姻。她在当主妇、文学家、护士三者之中选择了当护士。

19世纪50年代，英国、法国、土耳其和俄国进行了克里米亚战争，英国的战地战士死亡率高达42%。南丁格尔主动申请，自愿担任战地护士。她率领38名护士抵达前线，在战地医院服务。她竭尽全力排除各种困难，为伤员解决必须的生活用品和食品，对他们进行认真的护理。仅仅半年左右的时间，伤病员的死亡率就下降到2%。每个夜晚，她都手执油灯巡视，伤病员们亲切地称她为提灯女士。战争结束后，南丁格尔回到英国，被人们推崇为民族英雄。

1860年，南丁格尔用政府奖励的4000多英镑创建了世界上第一所正规的护士学校，随后，她又创办了助产士及经济贫困的医院护士培训班，被人们誉为现代护理教育

的奠基人。1901年，南丁格尔因操劳过度，双目失明。1907年，英王颁发命令，授予南丁格尔功绩勋章，成为英国历史上第一个获得这一最高荣誉的妇女。她后来还发起组织国际红十字会。她终身未嫁。1908年3月16日，南丁格尔被授予"伦敦城自由奖"。

1910年8月13日，南丁格尔在睡眠中溘然长逝，享年90岁。

她的一生，历经了整个维多利亚女王时代，对开创护理事业做出了超人的贡献。她毕生致力于护理的改革与发展，取得举世瞩目的辉煌成就。这一切，使她成为19世纪出类拔萃、世人敬仰和赞颂的伟大女性。

南丁格尔逝世后，遵照她的遗嘱，未举行国葬。后人赞誉她为"伤员的天使"和"提灯女士（神）"。北京师大版教材第十二册第六单元第三课《白衣天使》、重庆西师版教材第十二册第六单元第四课《提灯女神》讲述了她的故事。

在中外历史上，能以坚定的信念，排除一切困难并建立特殊功业的人物向来不多，尤其女性人物更为鲜见。现代护理的鼻祖及现代护理专业的创始人弗洛伦斯·南丁格尔就是最具代表性的一位伟大女性。

为了纪念她的成就，1912年，国际护士会（ICN）倡议各国医院和护士学校在每年的5月12日南丁格尔诞辰日举行纪念活动，并将5月12日定为国际护士节，以缅怀和纪念这位伟大的女性。

南丁格尔遗言

轶事心地善良，放弃富贵；

庄重大方，志向成型；

成立护所，志愿救人；

提灯女神，义无返顾。

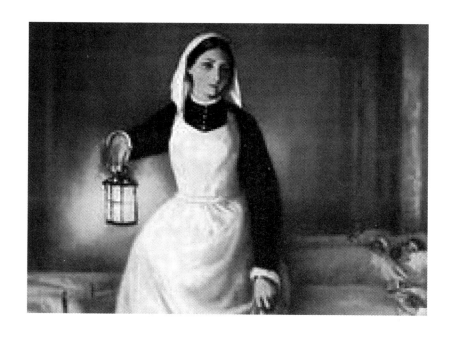

二、心怀大爱做小事——特蕾莎修女的故事

特蕾莎修女简介

中文名：　　　特蕾莎修女

外文名：　　　Mother Terase of calcutta

别名：　　　　德兰修女，泰瑞莎修女

国籍：　　　　阿尔巴尼亚

出生日期：　　1910 年 8 月 27 日

逝世日期：　　1997 年 9 月 5 日

职业：　　　　修女

主要成就：　　1979 年获得诺贝尔和平奖

特蕾莎修女出生在奥斯曼帝国科索沃省的斯科普里
（现为前南斯拉夫联邦马斯顿共和国首都），本名艾格尼
丝·刚察·博加丘（Agnes Gonxha Bojaxhiu）。她的家
庭很富有，家中连她在内共有 3 个孩子，她小小年纪就
思索人生，12 岁时感悟到，自己的天职是帮助穷人。
1928 年，她来到印度大吉岭工作，担任当地学校的老
师，教授地理和历史。大吉岭位于喜马拉雅山与加尔格
达的山脚下。

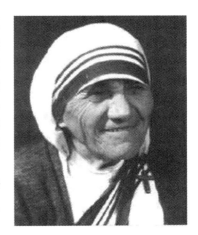

1937 年，特蕾莎完成教会的培训，正式宣誓成为修
女，被指派到隶属加尔格达的圣玛丽亚女校担任校长。
女校的墙外便是布满了脏乱、污秽的贫民窟。

看到贵族学校与贫民的对比，特蕾莎心中深受责备，她知道，贫民窟才是她要去的
地方。

为了为最穷的人服务，她努力让自己成为穷人。她的修士和修女也把自己变为穷
人，特蕾莎认为：只有如此，被她们服务的穷人才会感到有一些尊严，因为对穷人给予
爱和尊严比给予食物和衣服更重要。

为了为更多的穷人服务，她用最快的速度、最高的效率发展机构，在全世界 127 个
国家建了 600 多个分支机构。仅 1960 年就在印度建起了 26 所收容中心和儿童之家。

很多人把她当成乞丐，当成疯子，因为他们根本不明白她为什么要做这些事情，甚
至骂她、打她、赶她走。她创建的仁爱传教修女会有 4 亿多美金的资产，全世界最有钱
的公司都争相给她捐款，但她一生坚守贫困。她住的地方只有两样电器，一个是电灯，
一个是电话。她的全部财产是一个耶稣像，三套衣服，一双凉鞋，她从来不穿袜子。

她的总部只有两名修女，一台老式打字机。她的办公室只有一张桌子、一把椅子。
她接待全世界的来访者总是在她的工作岗位——平民窟、弃婴院、临终医院、麻风病
院、收容院、艾滋病收容所……

来她这里服务的是许多知名人士，有银行家、大企业家、政治家、大学生、演员、
模特、富家小姐、美国加州州长……

台湾大学校长李家同千里迢迢来到这里，他在这里做了他一辈子没有做过的事情：给病人穿衣服、喂水、喂饭、洗碗、洗衣服、送药、搬运尸体……他说："我现在才知道，我一直在躲避着人类的真正穷困和不幸，其实我从来没有真正爱过！"

一个马上要离开人世的人，努力对特蕾莎说出最后一句话："我一生活得像条狗，可你让我死得像个天使！"

特蕾莎修女是上帝给我们的一个奇迹，我们奇怪人们同有的罪性，比如贪婪、虚伪、享乐、骄傲、自私、虚荣……为什么在她身上就没有一丝痕迹呢？

许多人亲眼看见，特蕾莎从水沟里抱起被蛆吃掉一条腿的乞丐；看见她把额头贴在濒死的病人的脸上；看见她从一条狗的嘴里抢下还在哭叫的婴儿；看见她把艾滋病患者紧紧地搂在怀里，告诉他：耶稣爱你，他在天上等你！……

她拥有很多义工，在 1928 年到 1980 年，她的义工就达到 13.9 万人，分布在全世界，还不算没有登记的。她的义工没有任何待遇，连证件都没有，他们不需要这些东西，他们唯一要做的就是博爱和奉献。

1979 年，特蕾莎获得诺贝尔和平奖，她穿着只值 1 美元的印度纱丽，无论是和总统会见还是服务穷人，她都穿着这件纱丽。台下坐着珠光宝气身份显赫的贵人，她视而不见，她的眼中只有穷人。她走上领奖台，她说："这个荣誉，我个人不配，我是代表世界上所有的穷人、病人和孤独的人来领奖的，因为我相信，你们愿意借着颁奖给我，去承认穷人也有尊严。"

以穷人的名义领奖，因为她的一生都在以穷人的名义。

当她知道颁奖大会的宴席要花 7000 美元时，她恳求主席取消宴席，她说用这些钱只宴请 135 人，而这笔钱够 15000 穷人吃一天的。宴会被取消了，这笔钱送到特雷莎修女手上，连同捐助的 40 万瑞典克朗。

那个被所有人仰慕的诺贝尔奖牌被她卖掉了，连同奖金全部献给了穷人。特蕾莎说："奖牌如果不变成钱为穷人服务，就一文不值！"

1997 年 9 月，特蕾莎逝世，噩耗引起全世界的震惊。

在印度，成千上万的人冒着倾盆大雨走上街头，悼念他们敬爱的"特蕾莎嬷嬷"。

政府为她举行国葬，全国哀悼两天，总统为此宣布取消官方活动，总理亲往敬献花圈，发表演说："她是少有的慈悲天使，是光明和希望的象征，她抹去了千千万万人苦难的眼泪，她给印度带来巨大的荣誉。"

她的去世，被印度人认为"失去了母亲"。

从新加坡到英国，从新西兰到美国，各国政要和政府首脑纷纷发表讲话，为这位"慈爱的天使"的逝世感到悲痛。

联合国教科文组织专门发表声明向她致敬，罗马教廷专门举行了弥撒为她追思。

菲律宾红衣主教称她为："代表和平、代表牺牲、代表欢乐"的象征。

印度最大的清真寺伊斯兰教长说，她是一位"永生的伟大的圣人！"

"她告诉我们——我们所做的只不过是汪洋中的一滴水，但若缺了那一滴水，这汪洋就少了一滴水。我不赞成做大事，但相信努力去做才是最重要的。"

"我们不要说太多的话，那么，你们要做的是什么呢？拿起扫把，清扫他人的房间，这就足够了。"

特蕾莎语录

人们经常是不讲道理的，没有逻辑的，和以自我为中心的。

——不管怎样，你要原谅他们。

即使你是友善的，人们可能还是会说你是自私的、动机不良的。

——不管怎样，你还是要友善。

当你功成名就，你会有一些虚假的朋友和一些真实的敌人。

——不管怎样，你还是要努力取得成功。

即使你是诚实的，率直的，人们可能还是会欺骗你。

——不管怎样，你还是要诚实和率直。

你多年来营造的东西，有人在一夜之间把它摧毁。

——不管怎样，你还是要去营造。

如果你找到了平静和幸福，他们可能会嫉妒你。

——不管怎样，你还是要快乐。

你今天做的善事，人们往往明天就会忘记。

——不管怎样，你还是要做善事。

即使把你最好的东西，都给了这个世界，也许世界永远都不满足。

——不管怎样，你还要把最好的东西给这个世界。

你看，说到底，它是你和天主之间的事，而绝不是你和他人之间的事。

三、亨利·杜南与世界红十字日

在瑞士苏黎世的一处苍松翠柏间，耸立着一座白色的大理石纪念碑，碑上正面的浮雕是一位白衣战士，他正跪下给一个濒死的伤兵喂水；碑的背面刻着几行字：琼·亨利·杜南·1828—1910。

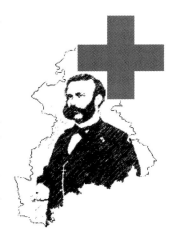

红十字会创始人——亨利·杜南（Jean Henri Dunant）于1828年5月8日出生于瑞士日内瓦，是一位银行家的儿子。从小受人道主义思想的熏陶，十分关心老弱病残和社会底层的穷苦人。1859年6月，这位年青的银行家偶经意大利北方的索尔费里诺镇，恰逢拿破仑三世指挥的法兰西—撒丁岛联军与奥地利军队战斗的最后阶段，他亲眼目睹尸横遍野的战场上，无数的伤员在不停地呻吟、叫喊。由于缺少医护人员，大部分伤兵得不到应有的护理。富有同情心的杜南为这种惨象所震惊。他立即到镇上动员和组织居民救护这些伤兵。1862年11月，杜南把这次亲身经历写成《索尔弗里诺回忆录》一书，在日内瓦出版。他在书中强烈呼吁人类不要战争，在战时有必要不分你我，向敌对双方派出救护团体。1863年2月，由他发起在瑞士日内瓦成立了一个伤兵救护国际委员会，即红十字国际委员会。同年10月，

欧洲 16 国的代表在日内瓦举行国际会议，决定在各国成立红十字组织。为表示对杜南和他的祖国的敬意，会议决定以瑞士国旗的图案红底白十字相反的颜色——白底红十字作为红十字会的通用标志。

1864 年 8 月，红十字会在日内瓦再次举行会议，签署了第一个《关于改善战地陆军伤者境遇之日内瓦公约》，即红十字会公约。从此，红十字会正式得到国际公约的承认和保护。由于宗教和历史等原因，一些伊斯兰国家类似的组织采用红新月或红狮和太阳作为标志。

红十字会或红新月会都是同一性质的志愿的救护、救济团体，在世界上被认为是一个超越国界、超越时空的非政治、非宗教的人道主义团体。初创时旨在在战时照顾伤员，后成为一般地预防灾难、救济难民的机构。世界上的许多国家都成立了红十字会或红新月会。在国际上，它们的联合组织是红十字会与红新月会协会。

亨利·杜南开创的红十字事业为人类和平与进步作出了杰出的贡献。然而他却为此耗尽了自己的资财，沦为老人济贫院的病人。1896 年，当人们在济贫院发现他，并了解他是国际红十字组织奠基者的身世后，人们把世界上最崇高的荣誉赐予这位慈爱的老人。1901 年，他获得了首次颁发的诺贝尔和平奖。1910 年 10 月 30 日，杜南离开了人世。

第一次世界大战后，鉴于战争给各国人民带来的巨大痛苦，捷克斯洛伐克红十字会首先倡议每年举行为期 3 天的"红十字休战日"活动，大力弘扬红十字会的人道思想，同时结合红十字会业务开展全国性的卫生、救济、儿童福利等方面的宣传活动。捷克斯洛伐克红十字会的这一倡议和做法受到了国际红十字界的普遍赞赏和支持。

1921 年，在瑞士日内瓦召开的第十届国际红十字大会通过决议，向各国红十字会推荐捷克斯洛伐克红十字会组织"红十字休战日"的做法。

为纪念国际红十字组织创始人亨利·杜南为倡导人道主义精神而作出的不懈努力，红十字会协会在 1948 年召开的执委会会议上正式建议，各国红十字会应尽量选择亨利·杜南的生日 5 月 8 日作为世界红十字日（World Red Cross Day），各国红十字会可视本国具体情况，组织相应的活动。同年，红十字会协会第 20 次理事会会议批准了执委会的建议，正式确定每年的 5 月 8 日为世界红十字日。

从 1962 年开始，世界红十字日每年都有一个主题，以便国际社会能围绕主题开展活动。红十字会与红新月会国际联合会将"携手为人道"定为 2007 年的主题，呼吁全世界以人道主义的名义通力合作，共同对抗自然灾害、疾病、贫困和歧视。

中国红十字会成立于 1904 年，是红十字会与红新月会国际联合会的成员。多年来，中国红十字会一直从事救灾、群众性卫生救护、扶贫济困等活动，并积极参加人道主义救援活动。中国红十字会的各级组织遍布全国，现有会员近 2000 万，其中红十字青少年会员约 1200 万。

编 后 记

2005 年，爱心护理工程在全国政协第十届三次会议上由中国老龄事业发展基金会理事长李宝库联名 46 位政协委员向大会提交了一份议案，在全国实施关爱失能老年人的"爱心护理工程"，议案获得通过并得到了国家领导人的重要批示。此后，"爱心护理工程"在全国具有"医养"功能的养老机构里有条不紊地开展起来。到"十一五"规划完成后，300 多个"爱心护理院"已经在全国许多城区建立起来，解决了失能老年人的生活照料和护理，支持了失能老人家庭的正常生活。

我们走访过很多"爱心护理院"，每到一处都会被现状所打动，几乎全国所有的爱心护理院都住得满满的，入住率都在 98％以上，少则几十张床位，多则几百张床位，入住的老人大都是卧床不起的，需要喂食、鼻饲，翻身拍背；但老年人的房间、身体没有异味，甚至是入住了十几年的"植物状态"人，从未生过压疮，老年人在这里延续着生命，在这里体现着生命的尊严……在中国老龄化、高龄化以及家庭单一化不能支撑养老的今天，"爱心护理工程"的养老模式体现了对生命的关怀、对家庭的支持、对社会的责任。

爱心护理工程的养老模式，是顺应我国老龄化到来的时候，社会福利机构资源不足，失能老人疏于社会照料，家庭不堪重负的情况下，提出的"医养"结合的养老模式，在医疗及护理、生活照料、医保定点 3 项条件必备的基础上，申请加入爱心护理工程。这是中国老龄事业发展基金会在积极应对老龄化的重要探索和创新，经过了八年的实践，证明了这项创新的成功与必然。

2013 年 8 月 16 日，国务院总理李克强主持召开国务院常务会议，其中确定深化改革加快发展养老服务业的任务措施时，提出了 5 项工作要点，提出了"医养"结合的养老模式。

中国老龄事业发展基金会作为国家"爱心护理工程"的发起单位，被民政部、全国老龄工作委员会办公室责承为"爱心护理工程"主管部门，为全国具有 400 多家爱心护理院而自豪，为"爱心护理院"的感人事迹所动容，为他们对 20 多万失能老人的爱心护理、支持老年人的 20 多万个家庭而感动。"十二五"期间，"爱心护理工程"将向周边中小城镇延伸，实现再建 300 家爱心护理院的宏伟目标。为了让全国 600 多家爱心护理院共同实施"爱心护理工程"工作规程，实现五个统一、六项功能的统一工作流程，让所有入住"爱心护理院"的老年人共享"爱心护理工程"的成果，我们有责任和义务将"爱心护理工程"机构管理与操作流程编辑成书，将养老机构"医养"模式的内涵公诸于众，让有志于"爱心护理工程"事业的有志之士，以其爱心和最高的效率、最短的路程，标准化、程序化进入这个崇高的行业；让即将加入或已经进入这个行业的人员和机构有章可循，有规可守，进一步提高爱心护理工程的能力建设。

2011 年 1 月 8 日，在苏州召开了中国老龄事业发展基金会"爱心护理工程建设座谈会"，成立了国家养老爱心护理工程系列丛书编审委员会，下设办公室，国家养老爱心护理工程系列丛书编辑工作正式启动。所有参加编辑工作的人员都是来自爱心护理院一线的院长，他们带着对自己工作的神圣使命感和热爱，将自己多年工作的成功经验和爱心护理行业的共性工作流程，毫无保留的跃然字里行间。到 2011 年 3 月 24 日，中国老龄事业发展基金会"爱心护理工程建设座谈会"第二次会议在合肥举行，爱心护理工程系列丛书初稿基本成型。以内部资料形式印刷，于 2011 年 6 月 18 日在"全国爱心护理工程第六次工作会议"召开之际，以会议资料形式发给 300 多名参会代表，广泛征求意见，历时 3 个月时间，收到修改建议 102 条；为了和民政部职业技能鉴定培训考核工作接轨，请民政部职业技能鉴定中心专家进行了评审，参编院长们边工作边修改，经过多次讨论、反复评审、征求意见，终于成就了丛书的出版，这是一份沉甸甸的收获，这是一份沉甸甸的责任，这是爱心护理工程能力建设的成果。我国老龄化的进程刚刚开始，爱心护理工程的能力建设将伴随着老龄化的路程，任重而道远，我们将一如既往，把适合中国国情的爱心护理工程事业做大做强，努力使广大老年人安享老有所养、老有所医、老有所乐的晚年生活。

正像中国老龄事业发展基金会理事长在前言中所强调的"爱心护理工程"是一项开创性的事业，许多工作都是在第一线的同志们艰苦创业，积极探索，开拓创新，克服种种困难，以辛勤的汗水换来的。他们在实践中摸索和总结出来的经验和成功做法弥足珍贵，其精神可圈可点，令人敬佩。这套丛书，是对爱心护理工程 8 年来工作经验和成功做法给予系统的梳理和总结，意在规范管理，科学经营，不断提高为老年人的专业服务水平和质量，将"爱心护理工程"不断推向新的发展阶段。

国家养老爱心护理工程系列丛书编审委员会办公室设在养老示范基金管理委员会，全面负责组织和出版工作，他们尽职尽责，对工作精益求精的工作精神，使丛书得以顺利出版。对提供这套丛书基础资料的第一线的护理院长们；提供会议支持的苏州福星爱心护理院、合肥九久夕阳红养老集团；爱心护理院参与这项工作的管理人员、医疗护理人员；部分老年住院朋友表示敬意；对参与编辑、出版这套丛书而付出艰辛劳动的北京大学医学出版社的编辑和工作人员表示感谢！特别提出对北京来博颐康投资管理有限公司给予的大力支持表示感谢！

由于编纂时间紧、工作量大和水平所限，疏漏或不妥之处在所难免，恳请广大读者批评指正。

国家养老爱心护理工程系列丛书编审委员会办公室

2013 年 12 月 1 日